Sergio Sandoval Alarcón
Leopoldo Galindo Ponce

Complejo Articular de la Rodilla

Sergio Sandoval Alarcón
Leopoldo Galindo Ponce

Complejo Articular de la Rodilla

Metodologías de Valoración Funcional

Editorial Académica Española

Imprint
Any brand names and product names mentioned in this book are subject to trademark, brand or patent protection and are trademarks or registered trademarks of their respective holders. The use of brand names, product names, common names, trade names, product descriptions etc. even without a particular marking in this work is in no way to be construed to mean that such names may be regarded as unrestricted in respect of trademark and brand protection legislation and could thus be used by anyone.

Cover image: www.ingimage.com

Publisher:
Editorial Académica Española
is a trademark of
International Book Market Service Ltd., member of OmniScriptum Publishing Group
17 Meldrum Street, Beau Bassin 71504, Mauritius
Printed at: see last page
ISBN: 978-620-0-41388-8

Introducción

La biomecánica clínica apunta a resolver problemas relacionados con el mejoramiento de la salud y la calidad de vida de las personas, consolidándose como un campo de conocimientos en continua expansión (Garrido Jaén, D., 2015). La biomecánica utiliza la mecánica y sus sistemas de medición en las ciencias médicas, para la valoración y seguimiento de personas lesionadas (Peydro de Moya, M. F., 2015).

Los campos sanitarios donde la biomecánica presenta mayor aplicabilidad corresponden a la valoración funcional de pacientes con déficits del aparato locomotor, a la caracterización de dichos trastornos, a la valoración de secuelas físico-funcionales y a la determinación de la efectividad de los tratamientos de rehabilitación y medicina física (Garrido Jaén, D., 2015).

En relación a lo anterior, el complejo articular de rodilla es uno de los mecanismos articulares más complejos del cuerpo humano. Soportan una gran cantidad de carga, lo que la hace susceptible de sufrir lesiones y cuadros crónicos que en muchos casos se relacionan con el daños del ligamento cruzado anterior. Este tipo de lesiones ocurren generalmente en sobre-esfuerzos bruscos en posiciones extremas, tanto actividades deportivas como durante la realización de actividades cotidianas de la vida diaria (Martín y cols., 2010).

En el contexto de la valoración funcional, no siendo la excepción el área relacionada con la rodilla, existe una carencia de métodos y procedimientos fiables, objetivos y exactos que garanticen la realización de diagnósticos eficaces del menoscabo funcional y el control eficiente de la evolución de los pacientes en tratamiento. Por otra parte, han sido muchos los intentos de la ingeniería para acercar los avances tecnológicos a la realidad de los profesionales de la valoración. Sin embargo, los resultados alcanzados hasta el momento no han sido satisfactorios, ya que de lo contrario se hubiera revertido la situación de falta de herramientas objetivas y escasa penetración tecnológica en los procesos de rehabilitación y reincorporación de trabajadores lesionados (Peydro de Moya, M. F., 2015).

Desde una perspectiva técnica, el mejoramiento tecnológico en este ámbito pasa por el desarrollo de metodologías y herramientas que sean transparentes para el paciente y el terapeuta, fáciles de utilizar y sin desvirtuar el acto clínico; deben ser eficientes (el tiempo dedicado a utilizarlas ha de verse compensado por la información que genera) y han de poder ser implementadas en rutinas clínicas y protocolos de actuación a gran escala (Peydro de Moya, M. F., 2015).

Cualquier intento por medir el grado de disfunción de una persona, por ejemplo producida por daño en el complejo articular de la rodilla, pasa necesariamente por la definición y aplicación de herramientas para la medición de resultados que estén basadas en evidencias, que sean objetivas, válidas, fiables, sin posibilidad de manipulación de las mediciones y lo suficientemente sensibles (capaces de distinguir cambios clínicamente significativos). Además deben ser sencillas de aplicar, manejar e interpretar (Peydro de Moya, M. F., 2015).

Características biomecánicas del complejo articular de rodilla

Desde un punto de vista anatómico topográfico, la rodilla es la región de la extremidad inferior que corresponde al complejo articular del la rodilla, y que une el segmento muslo con el segmento pierna (Figura 1). Proximalmente, esta región está limitada por una línea circular trazada alrededor del muslo a dos traveses de dedo por superior a la rótula (también llamada patela), mientras de distalmente está limitada por otra línea circular que pasa por el extremo inferior de la tuberosidad de la tibia (Rouvière, H. & Delmas, A., 2005).

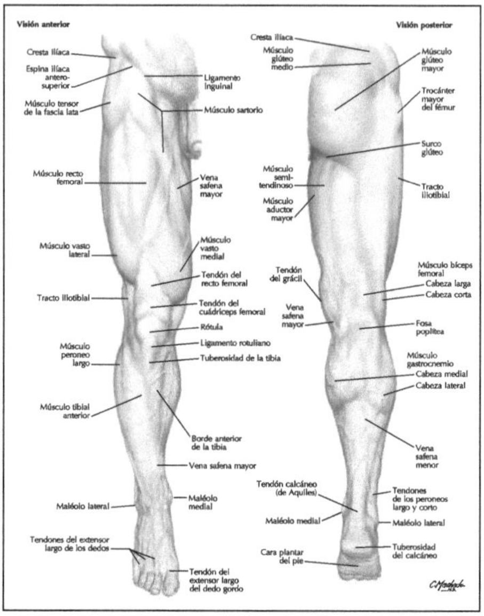

Figura 1. Visiones anterior y posterior de la extremidad inferior derecha, en la que se observan las regiones de cadera, muslo, rodilla, pierna, tobillo y pie. Imagen extraída de Netter, F. (2011). Atlas de anatomía humana. 5ª Edición. Barcelona: Elsevier – Masson.

Anatómicamente, la articulación de la rodilla es una sola articulación, debido a que posee sólo una cápsula y cavidad articular; es de tipo sinovial gínglimo o troclear (Rouvière, H. & Delmas, A., 2005).

Desde un punto de vista funcional este complejo corresponde a la suma de dos articulaciones: la fémoro-tibial, formada por los huesos fémur y tibia, y la fémoro-patelar, formada por los huesos fémur y patela (Figuras 2, 3 y 4). La primera de ellas está compuesta por dos compartimientos (medial y lateral). El compartimiento medial está constituido por el cóndilo femoral medial, el platillo tibial medial y el correspondiente espacio articular; el compartimiento lateral está constituido por el cóndilo femoral lateral, el platillo tibial lateral y el correspondiente espacio articular. La articulación fémoro-patelar está formada sólo por un compartimiento (Neumann, 2010).

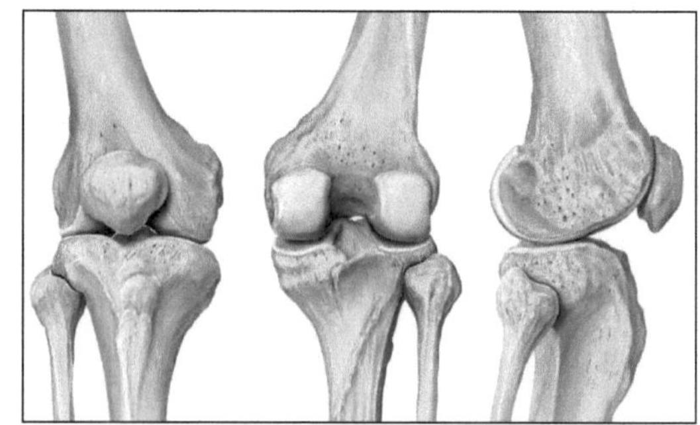

Figura 2. Elementos óseos del complejo articular de rodilla derecha, vistos por anterior, posterior y lateral. Imagen extraída de Schuenke, M., Schulte, E., Schumacher, U., Rude, J., Voll, M., Wesker, K. (2010). The Lower Limb. En: Thieme, G. Atlas of Anatomy. General Anatomy and Musculoskeletal System. pp.: 360 – 509. 2nd ed. Stuttgart – New York: Thieme.

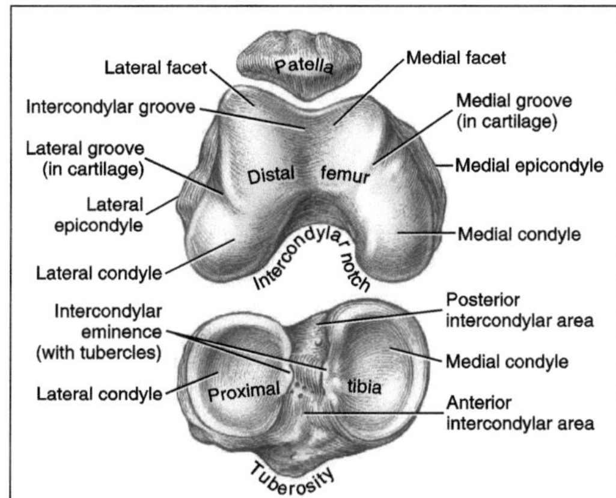

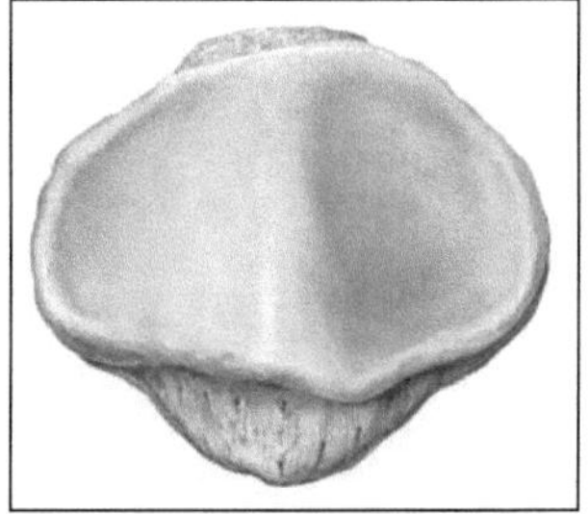

Figura 4. Visión posterior de la patela (rótula) derecha, en la que se observa su superficie articular dividida por una cresta vertical. Imagen extraída de Netter, F. (2011). Atlas de anatomía humana. 5ª Edición. Barcelona: Elsevier – Masson.

Figura 3. Elementos óseos del complejo articular de rodilla derecha, vistos en el plano horizontal. Imagen extraída de Neumann, D. (2010). Chapter 13. Knee. En: Neumann, D. Kinesiology of the musculoskeletal system: Foundations for Rehabilitation. pp.: 520 – 572. 2nd ed. USA: Mosby – Elsevier.

La forma de los componentes óseos de la articulación fémoro-tibial resulta en una particular alineación de los segmentos muslo y pierna (Figura 5), existiendo una angulación entre ellos, observable en las vistas anterior y posterior. Es normal un ángulo de 170º-175º hacia lateral, lo que obviamente repercute en la fisiología articular de la extremidad inferior. Valores menores o mayores de este ángulo significan unas anormalidades ortopédicas y funcionales más o menos graves dependiendo de la magnitud de dicha angulación.

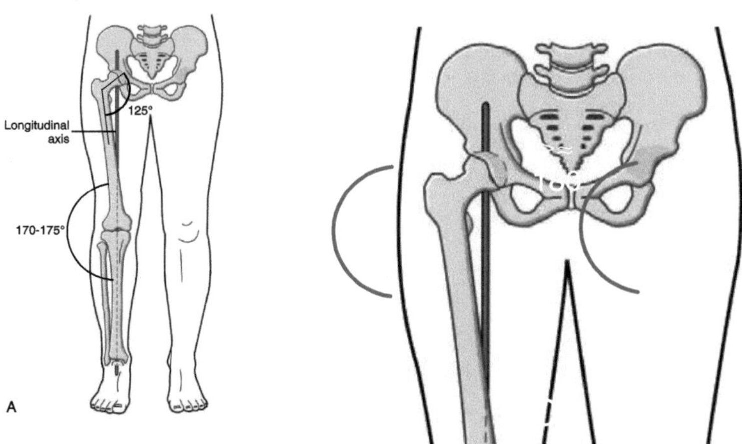

Figura 5. Desviaciones de la rodilla en el plano frontal. A. Las rodillas poseen un *genu valgum* normal de 5º-10º; se observa de manera normal una angulación de 170º-175º de la pierna con respecto al muslo. B. Se observa una reducción en el ángulo lateral entre la pierna y el muslo, lo que se traduce en un aumento en el *genu valgum*. C. Se observa un aumento en el ángulo lateral entre la pierna y el muslo, lo que se traduce en un *genu varum*. Imagen extraída de Neumann, D. (2010). Chapter 13. Knee. En: Neumann, D. Kinesiology of the musculoskeletal system: Foundations for Rehabilitation. pp.: 520 – 572. 2nd ed. USA: Mosby – Elsevier.

Según Neumann (2010), los movimientos osteocinemáticos son los que se producen entre los segmentos que componen la rodilla (muslo y pierna) y ocurren en dos planos: flexo-extensión (plano sagital) y rotaciones axiales medial y lateral (plano horizontal) (Figuras 6 y 7).

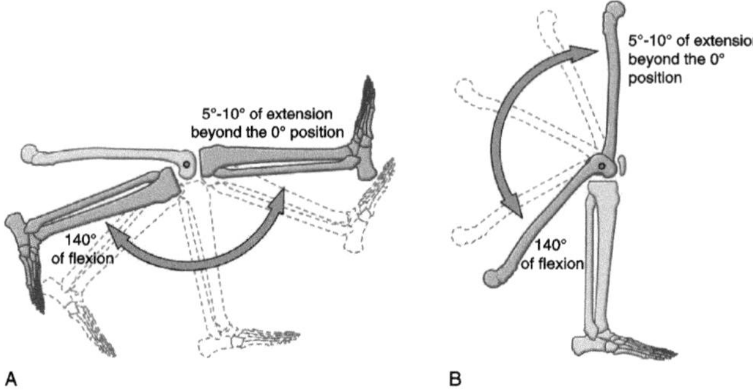

Figura 6. Movimientos osteocinemáticos que permite la rodilla en el plano sagital. A. Movimiento de flexión – extensión de la pierna (segmento móvil) con respecto al muslo (segmento fijo). B. Movimiento de flexión – extensión del muslo (segmento móvil) con respecto al pierna (segmento fijo). Imagen extraída de Neumann, D. (2010). Chapter 13. Knee. En: Neumann, D. Kinesiology of the musculoskeletal system: Foundations for Rehabilitation. pp.: 520 – 572. 2nd ed. USA: Mosby – Elsevier.

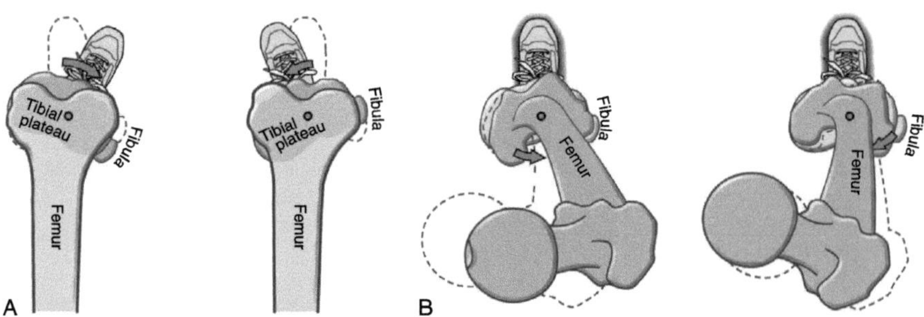

Figura 7. Movimientos osteocinemáticos que permite una rodilla derecha en el plano horizontal. A. Movimientos de rotación axial lateral y medial de la pierna (segmento móvil) con respecto al muslo (segmento fijo), estando el muslo en una angulación de 90° con respecto a la pierna. B. Movimientos de rotación axial medial y lateral del muslo (segmento móvil) con respecto a la pierna (segmento fijo). Imagen extraída de Neumann, D. (2010). Chapter 13. Knee. En: Neumann, D. Kinesiology of the musculoskeletal system: Foundations for Rehabilitation. pp.: 520 – 572. 2nd ed. USA: Mosby – Elsevier.

Según Neumann (2010), los movimientos artro-cinemáticos son los que se producen entre las superficies articulares que componen la rodilla; en este caso entre los cóndilos femorales y los platillos tibiales; los movimientos activos que se producen a este nivel son el deslizamiento (una superficie articular se desliza con respecto a la otra), la rodadura (una superficie articular rueda sobre la otra) y el giro axial (un hueso gira sobre su eje axial, con respecto al otro hueso) (Figura 8). También ocurren movimientos artro-cinemáticos entre la superficie articular de la paleta y los cóndilos o la tróclea femoral; el movimiento activo que se produce a este nivel es el de deslizamiento.

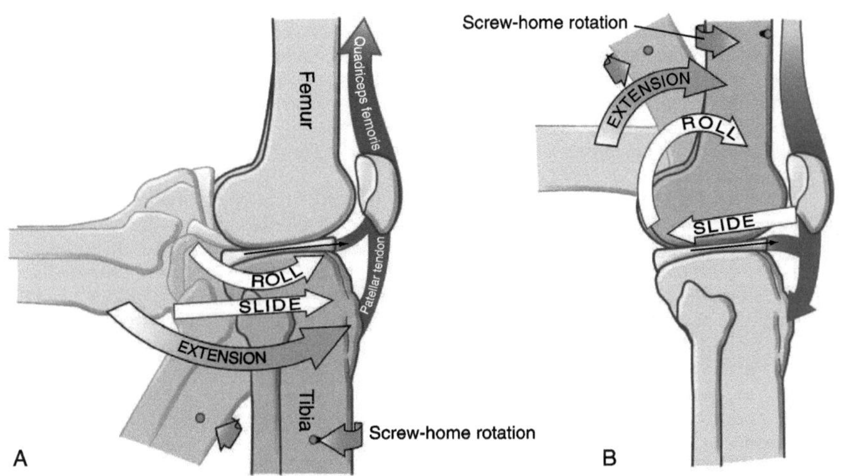

Figura 8. Movimientos artrocinemáticos de la articulación fémoro-tibial. A. En un movimiento de retorno de la flexión de la pierna con respecto al muslo, con la extremidad inferior en oscilación, los platillos tibiales ruedan y se deslizan hacia anterior; la tibia experimenta además una rotación axial lateral automática. B. En un movimiento de retorno de la flexión del muslo con respecto a la pierna, con la extremidad inferior apoya, los platillos tibiales ruedan hacia anterior y se deslizan hacia posterior; el fémur experimenta una rotación axial medial automática. Imagen extraída de Neumann, D. (2010). Chapter 13. Knee. En: Noumann, D. Kinooiology of tho muooulookolotal oyotom: Foundationa for Rehabilitation. pp.: 520 – 572. 2nd ed. UOA: Mooby – Elsevier.

Desde una perspectiva funcional, estos movimientos están asociados a movimientos en los que intervienen las otras articulaciones de la extremidad inferior, como por ejemplo en actividades como la marcha o la carrera, o bien en el movimiento transicional desde la posición sedente hasta la posición bípeda (Figura 9), en la que intervienen los complejos articulares de la cadera, de la rodilla y del tobillo. Esta asociación funcional se ve fuertemente apoyada por el hecho de que los dos tercios de los músculos que actúan en la rodilla, también lo hacen en la cadera o en el tobillo (Neumann, 2010).

Por una parte, el complejo articular de la rodilla permite la absorción de cargas, la conservación de energía, y la transmisión de fuerzas a través de la extremidad inferior, cuando el pié está apoyado y con carga sobre una superficie, como por ejemplo durante la fase de apoyo de la marcha o de la carrera o durante la fase de rechazo del salto. Por otra, el complejo articular de la rodilla permite acortar la longitud funcional de la extremidad inferior que se encuentra en fase de oscilación durante la marcha, para que el pie pueda despegase del suelo y avanzar al siguiente apoyo (Neumann, 2010)

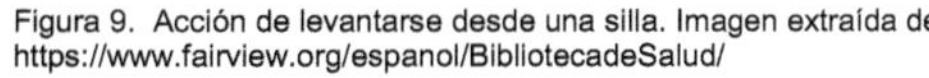

Figura 9. Acción de levantarse desde una silla. Imagen extraída de https://www.fairview.org/espanol/BibliotecadeSalud/

El funcionamiento motor y las actividades de la vida diaria se pueden realizar con normalidad gracias a la indemnidad de las funciones y capacidades del aparato locomotor. Una de dichas capacidades es la estabilidad articular, entendida como la habilidad para mantener dentro de la normalidad unos patrones de desplazamiento articular bajo condiciones de carga fisiológica, de tal manera que no exista déficit neurológico, deformidad o dolor incapacitante (Panjabi, M., 2003).

La estabilidad de cualquier complejo articular está dada por elementos pasivos y dinámicos (Solomonow, M., 2006).

En la rodilla, los elementos pasivos están dados por la configuración ósea, esto es por la forma de los cóndilos femorales y de los correspondientes platillos tibiales que guían los movimientos tanto artrocinemáticos como osteocinemáticos. Asimismo, el aumento de tensión y la acumulación de energía potencial en los tejidos blandos que son parte y que rodean a la articulación de la rodilla, por ejemplo el sistema ligamentoso (Figuras 10, 11, 12 y 13), también otorgan estabilidad pasiva cuando el pie firmemente una superficie, ya que estarían sometidos a grandes tensiones debido a la aplicación de fuerzas musculares y fuerzas externas. Los ligamentos colaterales medial y lateral estabilizan la articulación de rodilla en el plano coronal, limitando los movimientos de valgo y varo de la rodilla (separación-aproximación de la pierna); en tanto, el ligamento patelar (rotuliano) es parte del aparato extensor de la pierna (Neumann, 2010).

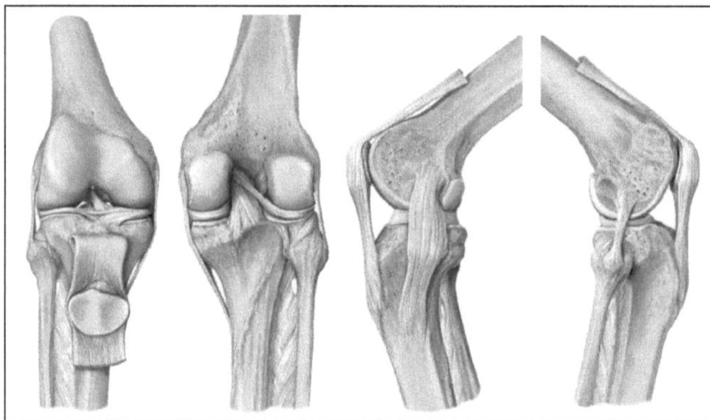

Figura 10. Ligamentos de refuerzo del complejo articular de rodilla. Se observa, de izquierda a derecha, el sistema ligamentoso de rodilla en visión anterior, posterior, colateral medial y colateral lateral.
Imagen extraída de Schuenke, M., Schulte, E., Schumacher, U., Rude, J., Voll, M., Wesker, K. (2010). The Lower Limb. En: Thieme, G. Atlas of Anatomy. General Anatomy and Musculoskeletal System. pp.: 360 – 509. 2nd ed.
Stuttgart – New York: Thieme.

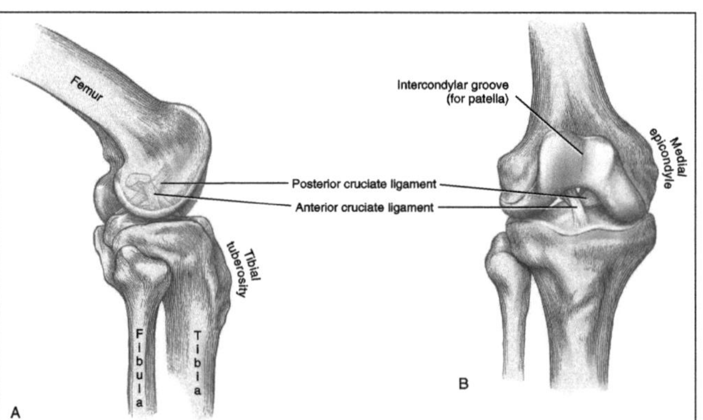

Figura 11. Ligamentos cruzados. A. Se observan los ligamentos cruzados (anterior y posterior) de la rodilla derecha en una visión lateral. B. Se observan los ligamentos cruzados (anterior y posterior) de la rodilla derecha en una visión anterior.
Imagen extraída de Neumann, D. (2010). Chapter 13. Knee. En: Neumann, D. Kinesiology of the musculoskeletal system: Foundations for Rehabilitation. pp.: 520 – 572. 2nd ed. USA: Mosby – Elsevier.

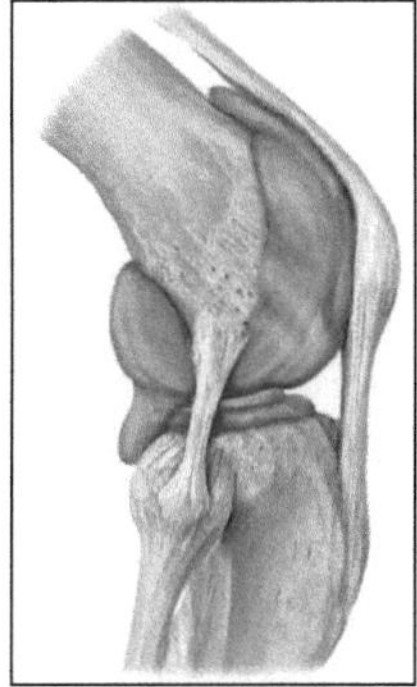

A su vez, la estabilidad articular dinámica está dada por elementos anatómico-funcionales como la membrana sinovial, la cápsula articular y sus recesos (Figura 12), los ligamentos, los fibrocartílagos intra-articulares (meniscos) y los músculos que se insertan alrededor de la rodilla (Solomonow, M., 2006; Solomonow, M. y cols., 2003) (Figuras 14 y 15).

Figura 12. Cápsula articular y ligamentos de refuerzo del complejo articular de rodilla. En una vista lateral, se observan la cápsula articular, el ligamento colateral lateral, y el aparato extensor de una rodilla derecha.
Imagen extraída de Schuenke, M., Schulte, E., Schumacher, U., Rude, J., Voll, M., Wesker, K. (2010). The Lower Limb. En: Thieme, G. Atlas of Anatomy. General Anatomy and Musculoskeletal System. pp.: 360 – 509. 2nd ed. Stuttgart – New York: Thieme.

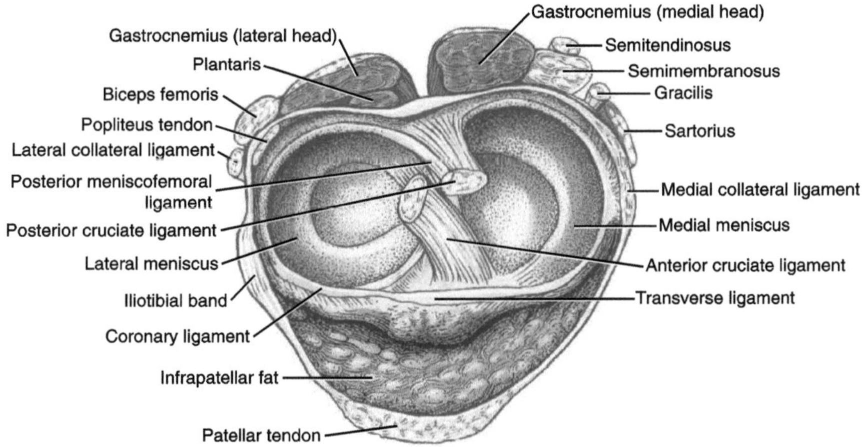

Figura 13. Epífisis proximal del hueso tibia (derecho) y sus estructuras adyacentes (plano horizontal, vista superior). Se observan los ligamentos cruzados (anterior y posterior), fibrocartílagos intra-articulares, ligamentos y algunos tendones musculares cortados transversalmente. Imagen extraída de Neumann, D. (2010). Chapter 13. Knee. En: Neumann, D. Kinesiology of the musculoskeletal system: Foundations for Rehabilitation. pp.: 520 – 572. 2nd ed. USA: Mosby – Elsevier.

Anatómicamente, los meniscos o fibrocartílagos intra-articulares de la rodilla (Figura 13) "adaptan" el asiento de los cóndilos femorales sobre los platillos tibiales. Funcionalmente, brindan protección al reducir el estrés compresivo en la articulación fémoro-tibial debido a que aumentan el área de contacto articular (Kessler y cols., 2006; Lee y cols., 2006). A pesar de lo anterior, las cargas compresivas en la rodilla alcanzan valores de 2,5 a 3 veces el peso corporal, durante las actividades de la vida diaria, como por ejemplo caminar, y pueden llegar hasta 4 veces el peso corporal en actividades como subir escaleras (Zhao y cols., 2007). Desde el punto de vista clínico, una menisectomía total del compartimiento lateral de la articulación fémoro-tibial resulta en un incremento de 230% en el pico de presiones intra-articulares, lo que aumenta significativamente el riesgo de desarrollar osteoartritis (McDermott, I. & Amis, A., 2006).

Otras funciones de los meniscos de la rodilla están relacionadas con la estabilidad articular dinámica de la rodilla, lubricación articular, propiocepción, y guía para los movimientos artrocinemáticos (Neumann, 2010).

La contracción muscular esquelética permite la movilidad, pero también la estabilidad articular dinámica. Entre ellos se encuentran los músculos del aparato extensor (cuádriceps femoral) y los isquio-tibio fibulares (bíceps femoral, isquiotibial, semimembranoso y semitendinoso). Otros músculos como los gastrocnemios y el tibial anterior (entre otros), también son importantes para la función de la rodilla (Figuras 14 y 15).

Todas estas estructuras blandas, mencionadas anteriormente, poseen receptores propioceptivos (Stecco, C., y cols., 2010) que participan en circuitos de excitatorio-inhibitorios integrados y regulados a nivel de la médula espinal; cuando un ligamento de la rodilla aumenta su tensión pasiva por estiramientos, los músculos inervados por el mismo nivel medular espinal que dicho ligamento disminuyen su actividad electromiográfica, en tanto que si dicho ligamento disminuye su tensión pasiva, los músculos inervados por el mismo nivel medular espinal que dicho ligamento aumentan su actividad electromiográfica (Solomonow, M., 2006; Solomonow, M. y cols., 2003). De esta manera, los tejidos blandos que rodean a la rodilla participarían estabilizando a dicha articulación mediante mecanismos neurofisiológicos.

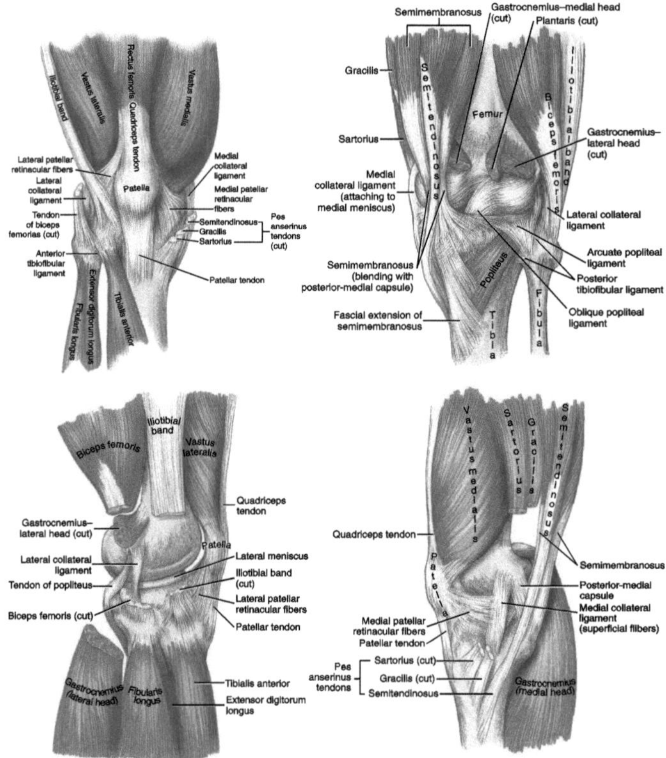

Figura 14. Músculos y estructuras tendinosas de la rodilla. En el esquema de la izquierda se muestran algunos músculos de la rodilla derecha en una vista anterior. En el esquema de la derecha se observan algunos músculos de la rodilla derecha, pero en una vista posterior. Imagen extraída de Neumann, D. (2010). Chapter 13. Knee. En: Neumann, D. Kinesiology of the musculoskeletal system: Foundations for Rehabilitation. pp.: 520 – 572. 2nd ed. USA: Mosby – Elsevier.

Figura 15. Músculos y estructuras tendinosas de la rodilla. En el esquema de la izquierda se muestran algunos músculos de la rodilla derecha en una vista lateral. En el esquema de la derecha se observan algunos músculos de la rodilla derecha, pero en una vista medial. Imagen extraída de Neumann, D. (2010). Chapter 13. Knee. En: Neumann, D. Kinesiology of the musculoskeletal system: Foundations for Rehabilitation. pp.: 520 – 572. 2nd ed. USA: Mosby – Elsevier.

Principales trastornos pato-mecánicos del complejo articular de rodilla

El daño de estructuras ligamentosas, meniscales y cartilaginosas se constituyen como consecuencias de una demanda física / funcional crónica e intensa de la rodilla. Al respecto, el daño de cualquier estructura que provoque inestabilidad de la rodilla, o de cualquier articulación involucrada en el soporte de cargas, desarrollará tarde o temprano un cuadro crónico conocido como osteoartritis, caracterizado por la degeneración del cartílago articular y la deformación del hueso subcondral (Neumann, 2010).

El ligamento cruzado anterior (Figura 16) se inserta en el aspecto medial del cóndilo femoral lateral, dirigiéndose hacia anterior, medial y distal para insertarse en el área pre-espinal anterior o intercondilar anterior del platillo tibial (Schuenke, M, y cols., 2010). Este ligamento es la principal estructura blanda estabilizadora de la rodilla, constituyéndose como el principal limitador de la traslación anterior y de la rotación axial medial del hueso tibia (Mokhtarzadeh y cols., 2015; Cimino y cols., 2010). Se ha comprobado que este ligamento experimenta su máxima deformación durante actividades dinámicas de alto impacto como aterrizar luego de un salto, con la pierna (rodilla) en posición de extensión completa o casi completa, asociada a traslación anterior, rotación axial medial y valgo de la tibia (Kim y cols., 2015).

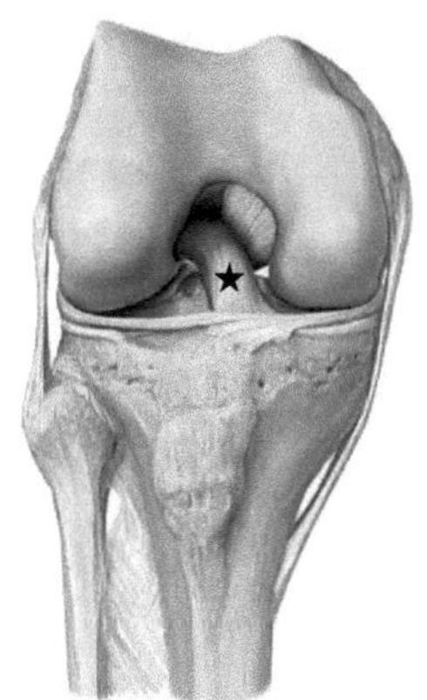

Figura 16. Ligamento cruzado anterior (estrella) en una vista anterior. Imagen extraída de Schuenke, M., Schulte, E., Schumacher, U., Rude, J., Voll, M., Wesker, K. (2010). The Lower Limb. En: Thieme, G. Atlas of Anatomy. General Anatomy and Musculoskeletal System. pp.: 360 – 509. 2nd ed. Stuttgart – New York: Thieme.

La lesión del ligamento cruzado anterior, causado por un mecanismo en el que no existe participación de un tercero (lesión sin contacto), que además corresponde al mecanismo más frecuente (Kim y cols., 2015), ocurre en condiciones de desaceleración de la extremidad inferior y máxima contracción del músculo cuádriceps, asociadas a una extensión completa o casi completa de la pierna (Cimino y cols., 2010) y a importantes movimientos de traslación anterior y rotación axial medial de la tibia, además de una leve movimiento en valgo de rodilla (Figura 17), lo que se traduce en daños óseos y meniscales por compresión en el compartimiento lateral de la articulación fémoro-tibial, así como también en lesión por sobretensión del ligamento colateral medial de la rodilla (Kim y cols., 2015). A su vez, dichas posiciones se correlacionan muy bien con picos de fuerza de reacción articular producidos en la rodilla durante la fase de aterrizaje de saltos con una sola extremidad inferior (McLean y cols., 2010).

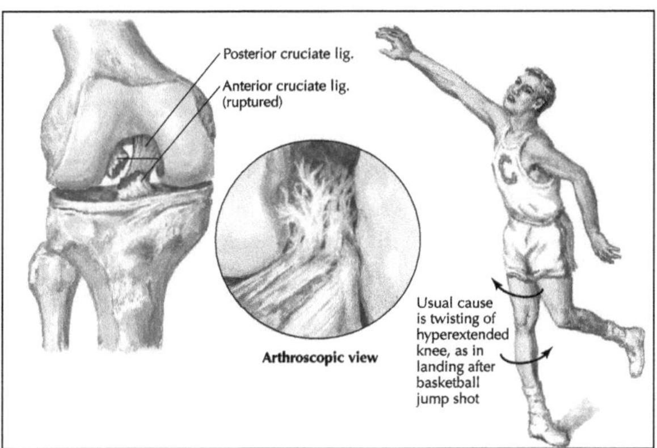

Figura 17. Mecanismo de lesión del ligamento cruzado anterior. Cleland, J. & Koppenhaver, S. (2011). Netter's orthopaedic clinical examination: an evidence-based approach. 2nd ed. Philadelphia: Saunders-Elsevier.

Existen factores intrínsecos que aumentan la probabilidad de sufrir ruptura del ligamento cruzado anterior, como son el ser mujer, un ligamento cruzado anterior pequeño, mayores tiempos de reacción, menores niveles de fuerza muscular, menor flexibilidad, bajo nivel de coordinación y control neuromuscular de los músculos isquio-tibio-fibulares (en comparación con los contralaterales o con el músculo cuádriceps ipsilateral), mayor ángulo Q, laxitud ligamentosa, anchura de la escotadura intercondilar femoral y anchura de la pelvis, entre otros (McLean y cols., 2010; Cimino y cols., 2010).

Otras estructuras anatómicas frecuentemente lesionas son los fibrocartílagos intra-articulares o meniscos de la rodilla (Figura 18). La pobre capacidad de reparación de este tipo de tejido, sumado a la sobrecarga y los impactos repetitivos, van dañando progresivamente estos tejidos. Si existe una ruptura del ligamento cruzado anterior, el menisco que tendrá mayor probabilidad de encontrarse dañado será el lateral (Kim y cols., 2015).

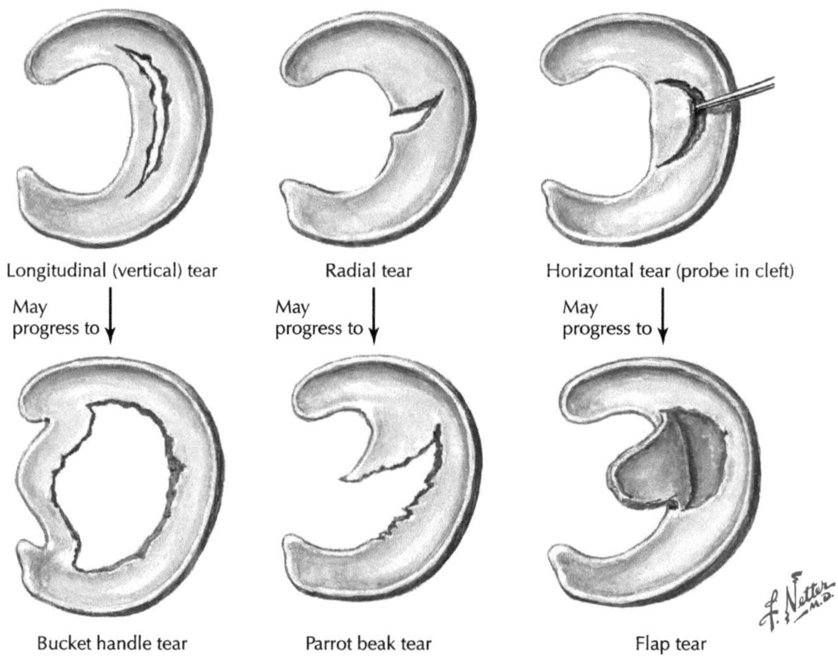

Figura 18. Tipos de lesión meniscal. Cleland, J. & Koppenhaver, S. (2011). Netter's orthopaedic clinical examination: an evidence-based approach. 2nd ed. Philadelphia: Saunders-Elsevier.

JUSTIFICACIÓN E INTERÉS DEL PRESENTE ESTUDIO

El conocimiento de los aspectos anatómico-funcionales y biomecánicos del complejo articular de la rodilla es de crucial importancia para llegar a un diagnóstico certero. De ello dependerá, en gran medida, el éxito de los distintos tratamientos curativos o rehabilitadores a los que sea sometido el paciente, o bien la precisión y exactitud en la determinación del nivel de secuelas físico-motoras de cada lesionado. Toda prueba clínica que tenga estas finalidades debe gozar de características como la validez, la sensibilidad, la especificidad, la exactitud y la repetibilidad.

En el primer enfrentamiento con el paciente, además de la aplicación de la anamnesis y la historia clínica, resulta de vital importancia el desarrollo de una detallada exploración clínica basada en la pato-mecánica específica de la rodilla y en determinados contextos lesionales. Entre estas se encuentran la prueba de Lachman, la prueba de cajón anterior de la rodilla y la prueba de *pivot shift*, entre otras.

En coherencia con lo anterior, se han desarrollado cuestionarios clínicos y escalas de valoración funcional que valoran la percepción de los pacientes en relación a sus capacidades funcionales durante la evolución de un cuadro lesional. Ejemplos de estos instrumentos son el *International Knee Documentation Committee Subjective Knee Evaluation Form*, el *Knee Injury and Osteoarthritis Outcome Score*, el *Knee Injury and Osteoarthritis Outcome Score Physical Function Short Form*, el *Knee Outcome Survey Activities of Daily Living Scale*, el *Lysholm Knee Scoring Scale*, el *Oxford Knee Score*, el *Western Ontario and McMaster Universities Osteoarthritis Index*, el *Activity Rating Scale* y el *Tegner Activity Score*.

Los exámenes imagenológicos se han convertido en una herramienta muy útil desde el punto de vista clínico y esencial desde una perspectiva legal, no sólo de manera específica para el complejo articular de la rodilla, sino que de manera global. Entre las posibilidades encontramos técnicas como la radiología convencional y la ecografía, y técnicas más sofisticadas como la tomografía axial computarizada y la resonancia magnética nuclear.

Los conocimientos en biomecánica clínica también deben ser de utilidad para el desarrollo de pruebas funcionales prácticas y adecuadas para la valoración físico-motora, que ligadas a técnicas instrumentales de valoración biomecánica, sean sensibles, pero lo suficientemente específicas, para pesquisar con el menor error posible disfunciones en actividades básicas, instrumentales y avanzadas de la vida diaria en las que sea necesario el complejo articular de la rodilla. Ejemplos de estos exámenes funcionales son la prueba de subir y bajar escaleras, la prueba de sentarse y pararse desde una silla, la prueba de estabilidad monopodal, el *squat test*, entre otras.

Disponer de las pruebas funcionales y técnicas instrumentales de valoración biomecánica más válidas, específicas y repetibles para la función de la rodilla, será de suma importancia a la hora de determinar con exactitud el nivel de disfunción o de secuelas físico-motoras en diferentes ámbitos, en este caso en el clínico.

METODOLOGÍA Y PLAN DEL ESTUDIO

El presente estudio se ha dividido en las siguientes fases:

- Revisión bibliográfica apuntada a la exploración de metodologías de valoración funcional del complejo articular de la rodilla. Se ha realizado una búsqueda de aproximadamente 200 artículos, principalmente en la base de publicaciones científicas EBSCO. De ellas se han elegido 63 en función de la información contenida en sus resúmenes (asociada al objetivo de este trabajo), preferentemente en idioma inglés, impacto de la revista y al año de publicación (en lo posible publicada en los últimos cinco o seis años). Las palabras clave que se utilizaron para la búsqueda antes descrita fueron: *knee biomechanics, clinical diagnosis, orthopaedic clinical examination, injury, anterior cruciate ligament, knee functional tests, sit-to-stand motion, reliability, validity, knee kinematics, magnetic resonance imaging.*

- Lectura y extracción de ideas fuerzas del material seleccionado.
  - Caracterización biomecánica del complejo articular de rodilla.
  - Descripción de los principales trastornos funcionales del complejo articular de rodilla.
  - Descripción de los principales métodos de examen clínico del complejo articular de rodilla.
  - Descripción de los principales métodos de valoración del complejo articular de rodilla basados en cuestionarios.
  - Descripción de los principales métodos de valoración del complejo articular de rodilla basados en pruebas funcionales.
  - Establecimiento de una propuesta de valoración global del complejo articular de rodilla que evite las carencias detectadas en los métodos y protocolos descritos.

- Elaboración y envío de informe de fin de máster.
  - Redacción preliminar de trabajo de fin de master
  - Envío a tutor para primera revisión.
  - Reestructuración del informe de fin de máster.
  - Envío a tutor para segunda revisión.
  - Mejoramiento del informe de fin de máster.
  - Envío del informe final.

MÉTODOS DE VALORACIÓN DEL COMPLEJO ARTICULAR DE RODILLA

Exploración clínica

Existen varias pruebas ortopédicas que son adecuadas para la determinación de la existencia o no de lesión del ligamento cruzado anterior. Estas son las pruebas de cajón anterior de la rodilla y el *pivot shift test*. Sin embargo, los mismos autores sostienen que la prueba más confiable para el diagnóstico clínico de esta lesión es la prueba de Lachman. Con respecto a las pruebas ortopédicas para la determinación de la existencia o no de lesión meniscal, la prueba de Tesalia parece ser la más adecuada y confiable (Cleland & Koppenhaver, 2011).

Prueba de Lachman

Esta prueba ortopédica para la rodilla implica posicionar al paciente en decúbito supino con una flexión pasiva de la pierna de 10° a 20°. Con una mano, el evaluador estabiliza el muslo del paciente en su tercio distal. Con la otra mano, coge el segmento pierna del paciente, por su tercio proximal, y procede a trasladarlo hacia anterior. La prueba resulta positiva cuando no existe (o bien es mínima) resistencia pasiva a dicho movimiento. Posee una escala con cuatro posibilidades (0, +1, +2, +3), donde 3 corresponde la inexistencia de resistencia a la traslación anterior del segmento. Los autores reportan una buena confiabilidad de la prueba (Cleland & Koppenhaver, 2011; Benjaminse y cols., 2006; Cooperman y cols., 1990).

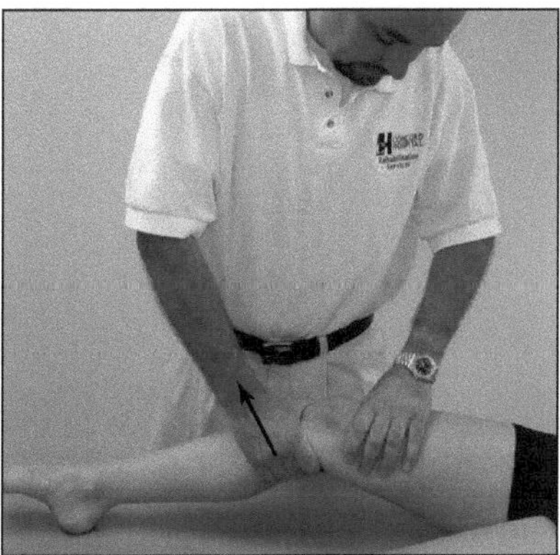

Figura 19. Prueba de Lachman. Cleland, J. & Koppenhaver, S. (2011). Netter's orthopaedic clinical examination: an evidence-based approach. 2nd ed. Philadelphia: Saunders-Elsevier.

Prueba de cajón anterior

Esta prueba ortopédica para la rodilla implica posicionar al paciente en decúbito supino con una flexión pasiva de la pierna de 60° a 90°, con el pie apoyado sobre la superficie de examinación y fijado con el cuerpo del evaluador. Con ambas manos, el evaluador coge el segmento pierna del paciente, por su tercio proximal, y procede a trasladarlo hacia anterior. La prueba resulta positiva para daño del ligamento cruzado anterior cuando existe una traslación anterior mayor a 5 mm (Cleland & Koppenhaver, 2011; Benjaminse y cols., 2006).

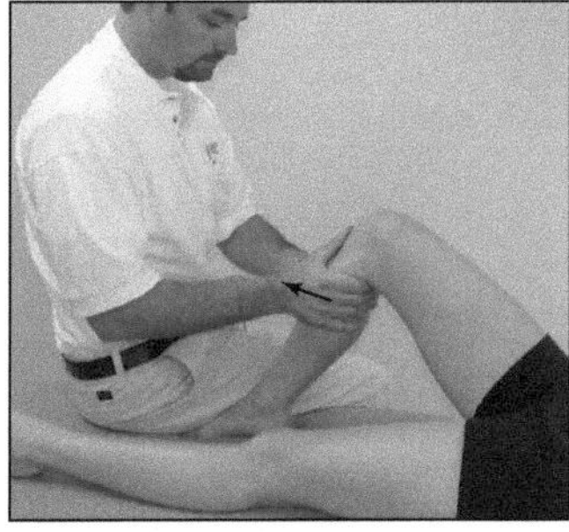

Figura 20. Prueba de "cajón anterior". Cleland, J. & Koppenhaver, S. (2011). Netter's orthopaedic clinical examination: an evidence-based approach. 2nd ed. Philadelphia: Saunders-Elsevier.

Pivot shift test

Se posiciona al paciente en decúbito supino y relajado. Con una mano, el evaluador toma el pie del paciente, y con la otra la rodilla, de tal manera de lograr una extensión de la pierna pero una flexión pasiva del muslo de 45°. El pulgar (del evaluador) de la mano que está en la rodilla del paciente debe posicionarse en la cabeza de la fíbula. Así, con ambas manos, aplica una lenta pero vigorosa rotación axial medial de la pierna y una flexión de la misma hasta los 20°, punto en el que empuja la rodilla hacia medial y tracciona el pie del paciente hacia lateral, ejerciendo una fuerza valguizante en la rodilla. Esta prueba es positiva si se produce una luxación anterior del platillo tibial lateral (Cleland & Koppenhaver, 2011; Benjaminse y cols., 2006).

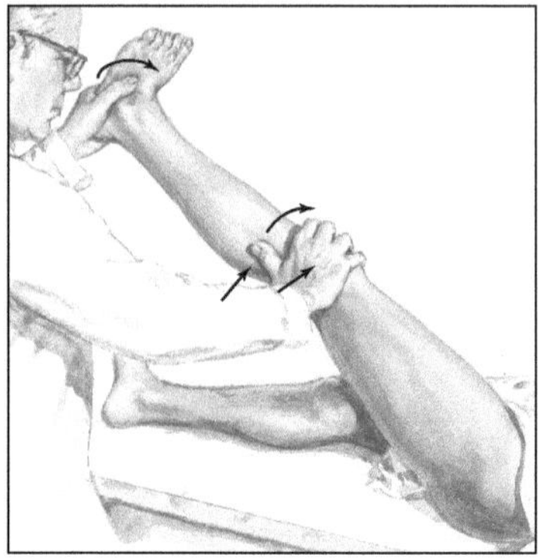

Figura 21. Prueba de *pivot shift*. Cleland, J. & Koppenhaver, S. (2011). Netter's orthopaedic clinical examination: an evidence-based approach. 2nd ed. Philadelphia: Saunders-Elsevier.

Prueba de Tesalia

Esta prueba ortopédica se utiliza para evaluar sintomatología resultante de daño meniscal de la rodilla. El paciente debe adoptar unipedestación sobre su extremidad sintomática, mientras se sostiene con sus dos manos de su examinador. En una primera parte, estando la rodilla con una flexión de unos 5°, el paciente debe rotar su cuerpo sin despegar el pie del suelo, procurando realizar rotaciones axiales laterales y mediales de la pierna con carga de peso. En la segunda parte de la prueba, el paciente debe repetir dichos movimientos, pero ahora con la rodilla en una flexión de 20°. La prueba se considera positiva cuando el paciente siente dolor y/o un sonido tipo *click* en su rodilla evaluada. (Cleland & Koppenhaver, 2011; Karachalios y cols., 2005).

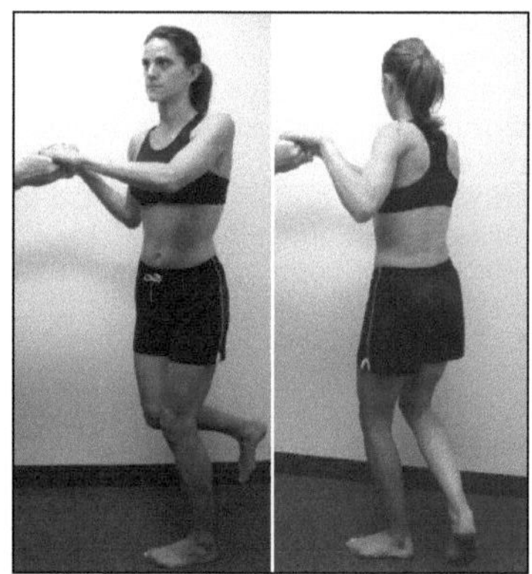

Figura 22. Prueba de Tesalia. Cleland, J. & Koppenhaver, S. (2011). Netter's orthopaedic clinical examination: an evidence-based approach. 2nd ed. Philadelphia: Saunders-Elsevier.

Estas pruebas tienen la ventaja de poder aplicarse al paciente cuando éste consulta al médico; son sencillas y relativamente fáciles de aplicar. Sin embargo, son subjetivas y necesitan de aprendizaje y entrenamiento por parte del profesional clínico para que puedan ser consideradas como pruebas válidas, confiables y repetibles.

Por lo anterior, estos exámenes no se consideran como pruebas de referencia para el diagnóstico de ruptura del ligamento cruzado anterior, ni para la ruptura meniscal. Las que si son consideradas y utilizadas como patrón de referencia para el diagnóstico de dichas patologías, son la artroscopia y las imágenes por resonancia magnética nuclear (Cleland & Koppenhaver, 2011).

Cuestionarios clínicos

Muchos han sido los intentos de los médicos rehabilitadores y valoradores, por desarrollar métodos de evaluación clínica que evidencien de la manera más fidedigna posible, el proceso evolutivo de sus pacientes (Peydro de Moya, M. F., 2015).

Además de la aplicación de la anamnesis, de la historia clínica y de un detallado un examen físico, se han publicado numerosos cuestionarios clínicos y escalas de valoración funcional. Estas herramientas utilizan categorías discretas para evaluar la percepción que tienen los pacientes en relación al estado de sus capacidades funcionales básicas, instrumentales y avanzadas, dando una idea al profesional sanitario sobre la grado de participación de la persona en las actividades de la vida diaria y su nivel de calidad de vida (Peydro de Moya, M. F., 2015; Collins y cols., 2011).

A continuación se hace una breve referencia a los cuestionarios clínicos y escalas de valoración funcional más utilizadas y sus principales características.

International Knee Documentation Committee (IKDC) Subjective Knee Evaluation Form

Este instrumento se utiliza para evaluar la mejoría o el deterioro del cuadro clínico de un paciente relativo a una disfunción en la articulación de la rodilla producida por lesiones ligamentosas, meniscales, cartilaginosas o simplemente por dolor patelo-femoral (Collins y cols., 2011; Irrgang y cols., 2001). Es completado por el propio paciente, generalmente en un lapso no mayor a los 10 minutos. Posee una escala que va de 0 a 100 puntos, siendo el 100 equivalente con la inexistencia de síntomas y limitaciones en las actividades deportivas y de la vida diaria. Se trata de un instrumento con una adecuada validez de constructo, sensible a los cambios, sin "efecto techo", con una adecuada fiabilidad interna y adecuada fiabilidad test-retest tanto grupal como individual. Sin embargo existen múltiples versiones de esta herramienta (Collins y cols., 2011).

Knee Injury and Osteoarthritis Outcome Score (KOOS)

Esta herramienta se emplea para valorar la percepción de los pacientes con respecto al estado de su(s) rodilla(s) y problemas asociados tanto en el corto y como en el largo plazo, debidos a osteoartritis postraumática, o bien a lesiones que a largo plazo derivan en osteoartritis postraumática, como son las lesiones del ligamento cruzado anterior, meniscales o cartilaginosas (Collins y cols., 2011; Roos y cols., 1998). Es completado por el propio paciente, generalmente en un lapso no mayor a los 10 minutos. Posee cinco sub-escalas que va de 0 a 100 puntos, siendo el 100 equivalente con la inexistencia de problemas. Se trata de un instrumento con adecuada validez de contenido, de constructo, e intercultural, con fiabilidad interna (Collins y cols., 2011).

Knee Injury and Osteoarthritis Outcome Score Physical Function Short Form (KOOS-PS)

Valora la opinión de los pacientes respecto de las dificultades que experimentan durante la actividad física debido a sus problemas en rodilla. Se ha utilizado en personas con osteoartritis de rodilla (Collins y cols., 2011; Perruccio y cols., 2008). Es completado por el propio paciente, generalmente en un lapso no mayor a los 2 minutos. Posee una escala que va de 0 a 100 puntos, siendo el 100 equivalente con la inexistencia de dificultades. Se trata de un instrumento con una adecuada validez tanto de contenido como de constructo, sensible a los cambios, con una adecuada fiabilidad interna y una adecuada fiabilidad test-retest grupal (Collins y cols., 2011).

Knee Outcome Survey Activities of Daily Living Scale (KOS-ADL)

Se usa para determinar síntomas y limitaciones funcionales en las actividades de la vida diaria, en pacientes sometidos a terapia física por problemas de rodilla, como daño ligamentoso o meniscal, osteoartritis y dolor patelo-femoral (Collins y cols., 2011; Impellizzeri y cols., 2010; Piva y cols., 2009; Marx, 2003; Irrgang y cols., 2001; Marx y cols., 2001). Es completado por el propio paciente, generalmente en un lapso no mayor a los 5 minutos. Posee una escala que va de 0 a 100 puntos, siendo el 100 equivalente con la inexistencia de síntomas o limitaciones relativas a la rodilla. Se trata de un instrumento con adecuada validez de constructo, sensible a los cambios, con una adecuada fiabilidad interna y una adecuada fiabilidad test-retest. Por otra parte, los descriptores pueden ser confusos y parece no ser apropiado para personas con un alto nivel de actividad física (Collins y cols., 2011).

Lysholm Knee Scoring Scale

Se utiliza para evaluar los resultados de las intervenciones quirúrgicas de ligamentos de la rodilla, principalmente en lo relativo a síntomas de inestabilidad articular (Collins y cols., 2011; Lysholm, J. & Gillquist, J., 1982). Es completado mediante una entrevista clínica, en un lapso variable. Posee una escala que va de 0 a 100 puntos, siendo el 100 equivalente con la inexistencia de síntomas o limitaciones. Se trata de un instrumento con adecuada validez de constructo y una adecuada fiabilidad test-retest grupal. Sin embargo existen múltiples versiones de esta herramienta y riesgo de parcialidad por parte del evaluador (Collins y cols., 2011).

Oxford Knee Score (OKS)

Este cuestionario refleja cómo evalúan los pacientes su estado de salud relativo al reemplazo articular total de rodilla (Collins y cols., 2011; Dawson y cols., 1998). Es completado por el propio paciente, generalmente en un lapso no mayor a los 10 minutos. Su versión modificada posee una escala que va de 0 a 48 puntos, siendo el 48 equivalente con mejores resultados. Se trata de un instrumento con una adecuada validez tanto de contenido como de constructo, sensible a los cambios, con una adecuada fiabilidad interna y adecuada fiabilidad test-retest. Existen dos versiones de esta herramienta con metodologías diferentes (Collins y cols., 2011).

Western Ontario and McMaster Universities Osteoarthritis Index (WOMAC)

Este cuestionario evalúa el curso de la enfermedad o la respuesta al tratamiento en pacientes con osteoartritis de rodilla y de cadera (Collins y cols., 2011; Bellamy, N., 2002; Bellamy, N., 1995). Puede ser completado por el propio paciente, generalmente en un lapso no mayor a los 10 minutos. También puede ser aplicado por un evaluador, presencialmente o vía remota. Posee tres sub-escalas con rango variable dependiendo de la versión del cuestionario. Se trata de un instrumento con una adecuada validez tanto de contenido como de constructo, sensible a los cambios, con una adecuada fiabilidad interna sólo para algunos aspectos y una fiabilidad test-retest variable y con un mínimo "efecto techo". Este instrumento está validado en varios idiomas (Collins y cols., 2011).

Activity Rating Scale (ARS)

Este cuestionario evalúa, de manera retrospectiva, el nivel de actividad física de deportistas previo a una lesión de rodilla de tipo ligamentoso, meniscal, cartilaginosos, o bien con dolor patelo-femoral, osteocondritis disecante, fractura trabecular y síndrome de la banda iliotibial (Collins y cols., 2011; Marx y cols., 2001). Es completado por el propio paciente, generalmente en un lapso no mayor a los 5 minutos. Posee una escala que va de 0 a 16 puntos, siendo 16 equivalente con actividades frecuentes. Se trata de un instrumento con una adecuada validez tanto de contenido como de constructo, con una adecuada fiabilidad test-retest (Collins y cols., 2011).

Tegner Activity Score (TAS)

Corresponde a un método estandarizado para clasificar las actividades laborales y deportivas, originalmente de pacientes con lesión del ligamento cruzado anterior. Este instrumento fue desarrollado para suplir las limitaciones y complementar los resultados de la *Lysholm Knee Scoring Scale* (Collins y cols., 2011; Tegner & Lysholm, 1985).

Es completado mediante una entrevista clínica en un lapso promedio de 3,3 minutos. Posee una escala que va de 0 a 10 puntos, siendo 10 equivalente con actividades físicas de alta intensidad. Se trata de un instrumento con una adecuada validez de constructo, sensible a los cambios, con una adecuada fiabilidad test-retest grupal (Collins y cols., 2011).

Se reconoce que los cuestionarios clínicos pueden ser muy útiles, pero exhiben la desventaja del "efecto techo", ya que utilizan categorías discretas y poco sensibles para analizar de manera subjetiva dimensiones como el dolor, la movilidad, o una función en particular. Además, muchos de ellos han sido desarrollados en contextos muy específicos, con sesgos culturales que hacen que su extrapolación a otras comunidades sea difícil o imposible. Otros tantos, permanecen sin demostrar su fiabilidad y sensibilidad a los cambios físicos y clínicos (Peydro de Moya, M. F., 2015).

Técnicas imagenológicas

Las técnicas imagenológicas se han constituido como una herramienta indispensable para el diagnóstico por imagen en los campos de la traumatología y la ortopedia, y de la medicina rehabilitadora. Entre las técnicas más conocidas y utilizadas para el diagnóstico por imagen en rodilla se encuentran la radiografía convencional, la ecografía, la tomografía axial computarizada y la resonancia magnética nuclear.

En la mayoría de los casos, una fractura de los huesos que componen al complejo articular de rodilla es bastante evidente y la radiografía se utiliza como patrón de referencia para confirmar o descartar el diagnóstico clínico. Muchas veces, las fracturas no son evidentes desde el punto de vista clínico y precisan de una confirmación radiológica. Lesiones evidentes de los tejidos blandos de la rodilla, generalmente requieren sólo de una evaluación ecográfica (Helms, 2010).

Cuadros clínicos compatibles con afecciones óseas poco evidentes de rodilla, o con una clínica muy dudosa requerirán de la utilización de técnicas más complejas como la tomografía axial computarizada. Asimismo, lesiones poco evidentes de tejidos blandos de la rodilla, o bien la sospecha de lesión de los ligamentos cruzados o de los mensicos intra-articulares de la rodilla, requerirán del uso de resonancia magnética nuclear, la que para dichos casos se utilizará como patrón de referencia para el diagnóstico (Cleland & Koppenhaver, 2011).

Radiografía

Convencionalmente, las radiografías (Figura 23) corresponden a exámenes radiológicos que utilizan radiación ionizante que atraviesa los tejidos e impacta en una placa fotográfica. Los tejidos absorben parte de la radiación, obteniéndose una película con distintos niveles de impregnación de los químicos fotográficos. El uso de radiación ionizante puede causar daños orgánicos dependiendo del tiempo e intensidad de la exposición del sujeto. Sin embargo, actualmente existen equipos que utilizan radiación ionizante, pero la imagen resulta de un proceso de digitalización (Helms, 2010).

Las radiografías son exámenes imagenológicos relativamente simples que permiten, entre otras cosas, determinar la existencia o no de fracturas óseas a nivel de la rodilla (por lo que permiten confirmar o descartar un diagnóstico clínico) (Figura 24), evaluar el nivel de maduración y alineamiento óseo, y pesquisar cambios degenerativos en el sistema osteo-articular, constituyéndose como el patrón de referencia para el diagnóstico de osteoartritis (Cimino y cols., 2010).

Este tipo de examen, además de ser estático, requiere de proyecciones en varias direcciones o ejes para un estudio relativamente acabado de las estructuras óseas, no correlacionándose necesariamente con la presencia de síntomas derivados de una lesión (Cimino y cols., 2010). Por otra parte, exhibe un costo relativamente bajo en comparación con otras técnicas.

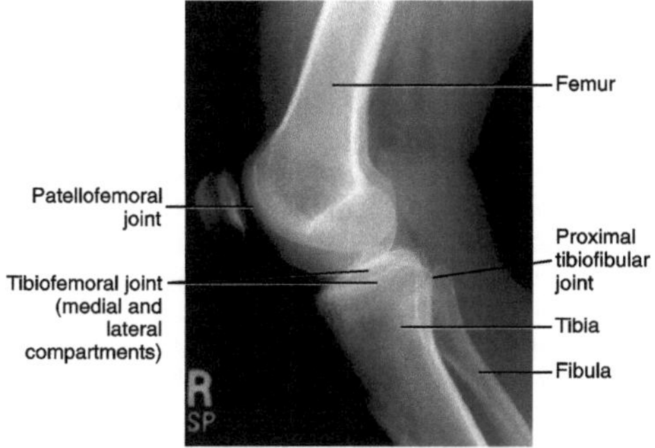

Figura 23. Radiografía de rodilla derecha normal en una proyección lateral. Imagen extraída de Neumann, D. (2010). Chapter 13. Knee. En: Neumann, D. Kinesiology of the musculoskeletal system: Foundations for Rehabilitation. pp.: 520 – 572. 2nd ed. USA: Mosby – Elsevier.

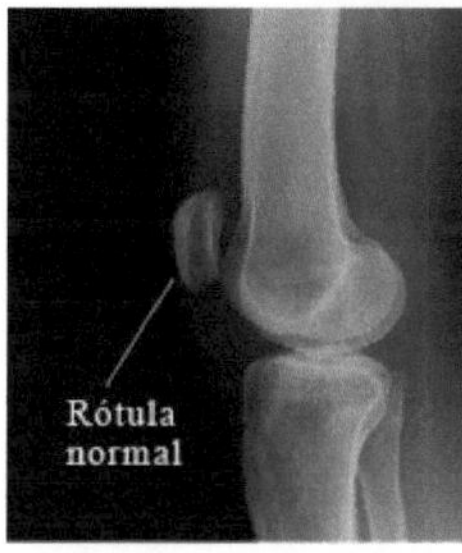

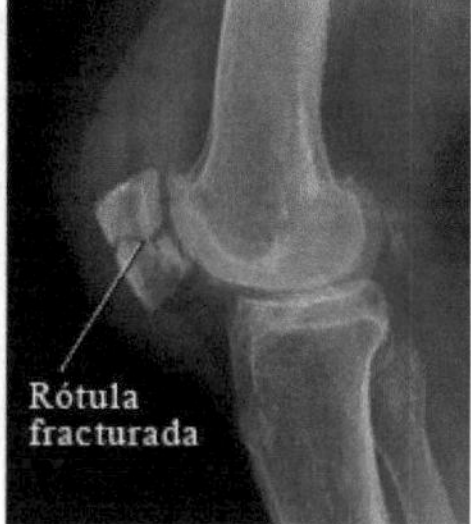

Figura 24. Radiografía de rodilla normal y de rodilla con fractura de rótulo (patela). Izquierda: radiografía de rodilla derecha normal en una proyección lateral. Derecha: radiografía de rodilla derecha con fractura de rótula, en una proyección lateral. Fuente: Intermountain Medical Imaging, Boise, Idaho, USA.

Ecografía (Ecotomografía - Ultrasonofrafía)

Las ecografías corresponden a exámenes imagenológicos que utilizan ultrasonido para obtener imágenes de tejidos blandos del cuerpo humano, en respuesta a cómo reaccionan frente a dicho estímulo mecánico. Aplicado por un cabezal, el ultrasonido choca con los tejidos, y parte de esta vibración rebota hasta el receptor ecogénico. Se trata de un examen relativamente simple que permite el diagnóstico precoz de trastornos músculo-esqueléticos de la rodilla gracias a la respuesta ecogénica de los tejidos, y la pesquisa de factores endógenos predisponentes lesiones, relacionados con el "sobreuso" (Anillo y cols., 2008).

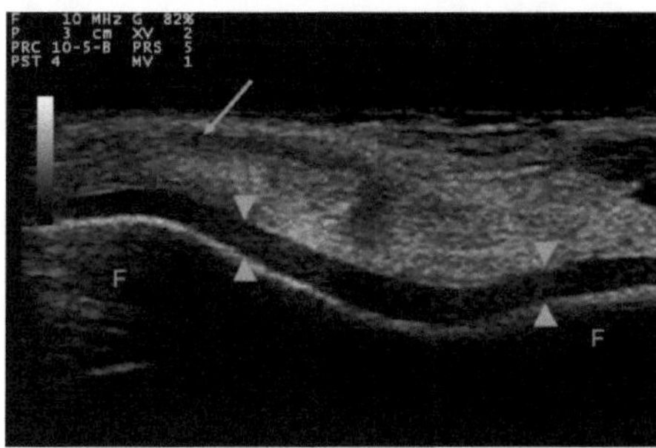

Este tipo de examen es estático y no se correlaciona necesariamente con la presencia de síntomas derivados de una lesión (Cimino y cols., 2010). Exhibe un costo relativamente bajo en comparación con otras técnicas.

Figura 25. Ecografía de rodilla izquierda normal. Espacio articular fémoro-patelar sin alteraciones ecográficas. Fuente: Asociación para la Investigación en Reumatología de la Marina Baixa, España.

Tomografía axial computada (computarizada)

Este tipo de examen utiliza radiación ionizante emitida por un dispositivo conocido como tomógrafo o escáner. Este equipo emite y capta la radiación ionizante multidireccionalmente al interior de un anillo, siendo muy bajo el tiempo de exposición en comparación con la cantidad de energía involucrada. Este dispositivo permite reconstruir imágenes digitales de alta resolución (Figura 26) mediante complejos algoritmos y visualizar muy bien estructuras osteo-articulares (Helms, 2010). La tomografía axial computada constituye el patrón de referencia para el diagnóstico de lesiones traumáticas, degenerativas, tumorales o inflamatorio-infecciosas del complejo articular de la rodilla (Cimino y cols., 2010). También se utiliza para el diagnóstico de la disfunción patelo-femoral. Este tipo de examen es estático y no se correlaciona necesariamente con la presencia de síntomas derivados de una lesión (Cimino y cols., 2010). Exhibe un alto costo en comparación con otras técnicas.

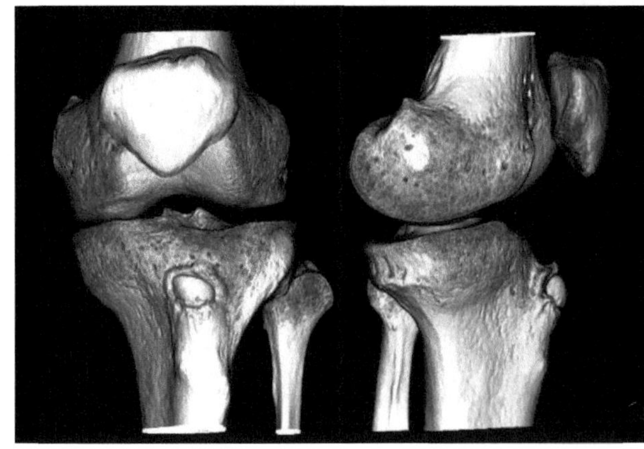

Figura 26. Tomografía axial computada de rodilla izquierda. Reconstrucciones digitales de rodilla izquierda en visiones anterior y medial en la que se aprecia enfermedad de Osgood Schlatter. Fuente: http://www.fisioterapiaparatodos.com/ e/salud/osteocondrosis-osgood-schlatter-haglund/

Resonancia magnética nuclear (RMN)

Este tipo de examen no utiliza radiación ionizante, sino que un potente campo magnético para producir y reconstruir imágenes digitales de las estructuras que componen la rodilla, principalmente de tejidos blandos. Estas imágenes se denominan cortes (Figura 27) y el dispositivo utilizado para ello se conocer como resonador magnético (Helms, 2010).

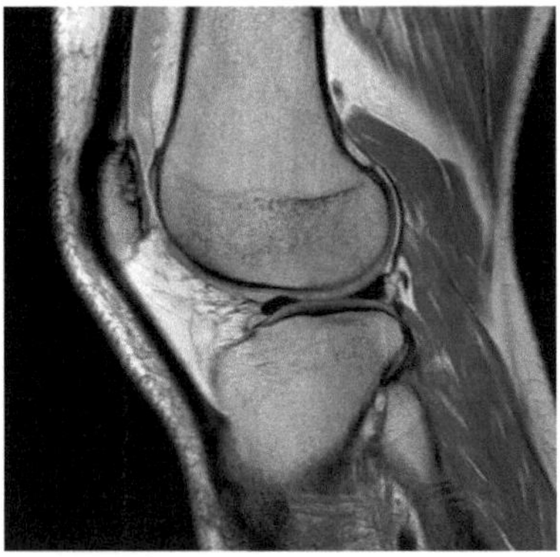

Figura 27. Resonancia magnética nuclear de rodilla derecha sana. Reconstrucción digitales de rodilla derecha en un corte parasagital. Fuente: http://www.infirmus.es/resonancia-magnetica-nuclear/

La resonancia magnética nuclear constituye el patrón de referencia para el diagnóstico de lesiones del ligamento cruzado anterior, del menisco lateral y del ligamento colateral medial de rodilla (Kim y cols., 2015; Cimino y cols., 2010). Además permite detectar patrones de contusión ósea (edema) como resultado del impacto producido entre la epífisis distal del fémur y la epífisis proximal de la tibia (en ambos compartimientos de la rodilla) al momento de una lesión de dicho complejo articular (Kim y cols., 2015; Chaler y cols., 2010). La observación de patrones de contusión ósea mediante RMN, luego de una ruptura de ligamento cruzado anterior por lesión sin contacto, más el uso de técnicas de optimización numérica y modelamiento tridimensional (Figuras 28 y 29) permitiría dilucidar el mecanismo exacto del daño y la orientación de los componentes óseos de la rodilla al momento del trauma (Kim y cols., 2015).

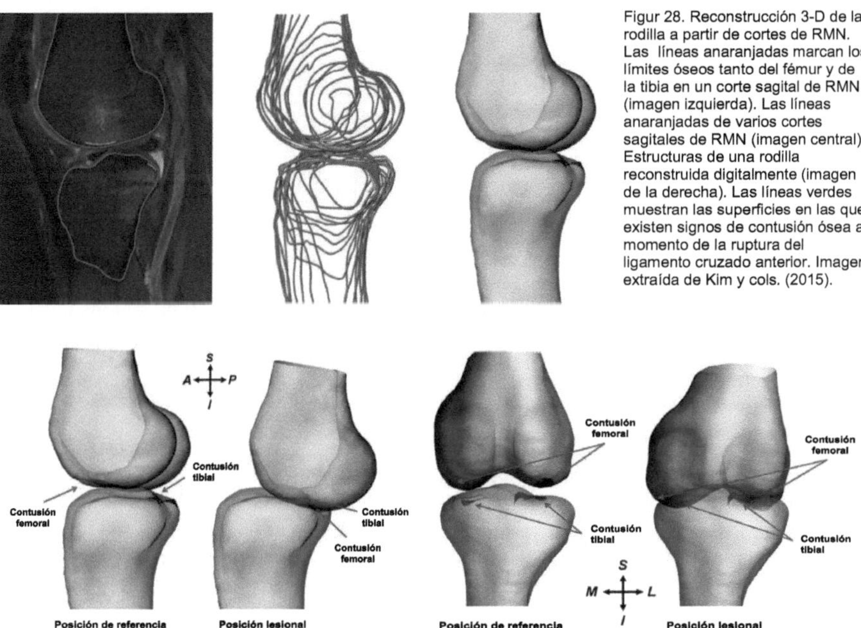

Figur 28. Reconstrucción 3-D de la rodilla a partir de cortes de RMN. Las líneas anaranjadas marcan los límites óseos tanto del fémur y de la tibia en un corte sagital de RMN (imagen izquierda). Las líneas anaranjadas de varios cortes sagitales de RMN (imagen central). Estructuras de una rodilla reconstruida digitalmente (imagen de la derecha). Las líneas verdes muestran las superficies en las que existen signos de contusión ósea al momento de la ruptura del ligamento cruzado anterior. Imagen extraída de Kim y cols. (2015).

Figura 29. Superposición de fémur sobre tibia utilizando modelo tridimensional y optimización numérica desde imágenes de RMN. Tanto a izquierda (plano sagital) como a derecha (plano coronal), se observa una posición de referencia y una posición lesional en la que se observan zonas de contusión ósea provocadas al momento de la lesión del ligamento cruzado anterior. A, anterior; P, posterior; S, superior; I, inferior. Adaptado de Kim y cols. (2015).

A pesar de que la resonancia magnética nuclear posee una sensibilidad de 86% y una especificidad de 95% para detectar daño del ligamento cruzado anterior (Crawford y cols., 2007), se requiere de una artroscopia para confirmar del diagnóstico de ruptura del ligamento cruzado anterior (Cimino y cols., 2010).

Este tipo de examen también es estático y no se correlaciona necesariamente con la presencia de síntomas derivados de una lesión (Cimino y cols., 2010). Exhibe un alto costo en comparación con otras técnicas.

Pruebas funcionales

Objetivos de las pruebas funcionales

La valoración física funcional es un concepto global que surge de las necesidades de la medicina de tener que evaluar el grado de severidad del daño corporal, la efectividad de los tratamientos, la evolución de los pacientes tratados y la gestión de los recursos asociados a la rehabilitación (Garrido Jaén, 2015). Implica la evaluación cualitativa y cuantitativa de cómo una persona efectúa tareas de autocuidado, actividades sociales y/o recreativas, integrando múltiples métodos de recopilación de información (pruebas, cuestionarios, observaciones, entrevistas, índices), sobre aquellas variables útiles para el proceso de toma de decisiones médicas (Peydro de Moya, M. F., 2015).

Desde el punto de vista estrictamente del médico evaluador, las pruebas de valoración funcional en general no deberían ser diagnósticas, pero si de rápida realización y de rápida respuesta, incruentas, objetivas, con datos identificables, con datos manejables y de fácil interpretación, y válidas desde el punto de vista científico (Peydro de Moya, M. F., 2015).

Los objetivos de la valoración funcional son, entre otros, los siguientes:

- Clasificar y cuantificar la discapacidad, es decir, la naturaleza y severidad de las limitaciones o pérdidas funcionales, para determinar la cuantía de indemnizaciones compensatorias por lesiones o accidentes.
- Evaluar la autonomía del individuo, para determinar la necesidad de ayudas técnicas (y seleccionar las adecuadas) o la necesidad de la ayuda de otra persona para las actividades de la vida diaria.
- Planificar el tratamiento médico y rehabilitador y monitorizar la evolución de las deficiencias de la persona.
- Caracterizar las necesidades de una población de usuarios determinada con el fin de diseñar y desarrollar productos adecuados o adaptados a una gran mayoría de ellos.
- Determinar si una persona puede empezar un trabajo o volver a un empleo anterior tras una condición discapacitante.
- Valorar las capacidades residuales de la persona para compararlas con las demandas del trabajo y adaptar una situación laboral particular. (Peydro de Moya, M. F., 2015).

Prueba funcional de subir y bajar escaleras

En relación a las actividades de la vida diaria, el subir y bajar escaleras puede ser considerada como una actividad de tipo avanzada, ya que se trata de una capacidad que le permite a la persona desenvolverse fuera de su hogar y participar en la sociedad (Cohen & Kimball, 2000).

Esta prueba se utiliza para valorar la capacidad funcional del paciente durante la actividad de subir y bajar una escalera a partir de patrones cinéticos y cinemáticos que se obtienen durante la ejecución del gesto motor, gracias a la utilización de plataformas dinamométricas (generalmente dos), un sistema de fotogrametría 3-D y un sistema informático para el análisis de los datos (Instituto de Biomecánica de Valencia, 2012).

Según Martín y cols. (2010), dicha prueba solicita mecánicamente al ligamento cruzado anterior de la rodilla.

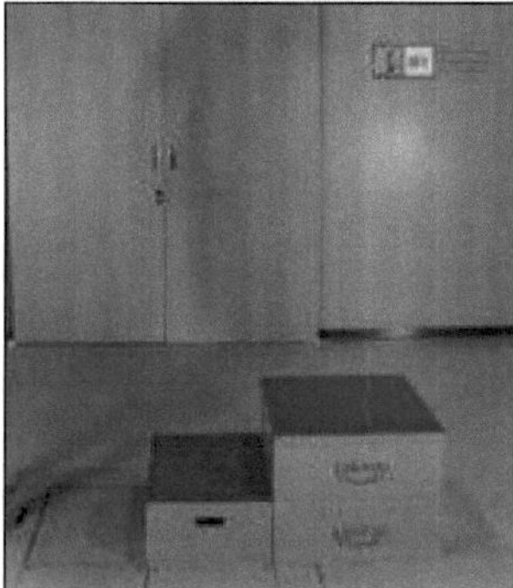

Para la realización de esta prueba se hace necesaria la utilización de un accesorio compuesto por dos escalones de madera, el primero con 20 cm de altura y el segundo con 40 cm de altura. El escalón más pequeño se sitúa sobre una de las plataformas dinamométricas, en tanto que el escalón más alto se ubica a continuación del primero, pero fuera de las plataformas y sin estar en contacto con el primer escalón (Figura 30) (Instituto de Biomecánica de Valencia, 2015).

Figura 30. Escalones y plataforma dinamométrica para la prueba de bajar escaleras. Imagen obtenida de http://www.ibv.org/productos-y-servicios/productos/aplicaciones-biomecanicas/nedrodillaibv-aplicacion-de-valoracion-funcional-de-la-rodilla-y-del-miembro-inferior

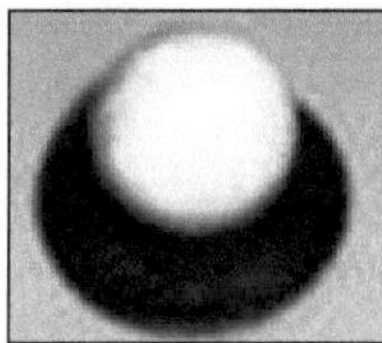

Figura 31. Marcador fotogramétrico pasivo. Imagen obtenida de http://www.ibv.org/productos-y-servicios/productos/aplicaciones-biomecanicas/nedrodillaibv-aplicacion-de-valoracion-funcional-de-la-rodilla-y-del-miembro-Inferior

Con tal de obtener resultados respecto de patrones de movimiento de la pierna y del muslo, durante la realización de la prueba de subir y baja escalones, se deben instrumentar las extremidades inferiores del paciente con un juego de marcadores fotogramétricos pasivos con forma esférica (Figura 31). El número de marcadores utilizado es variable, dependiendo el protocolo. En el caso de utilizar 16 marcadores, se colocarán 8 en el

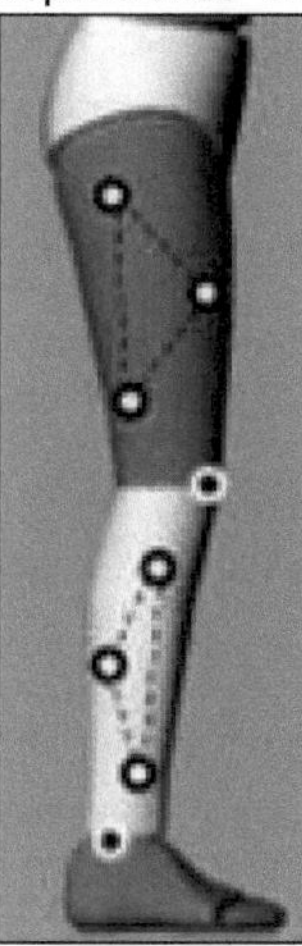

aspecto lateral de cada extremidad inferior. De estos 8 marcadores, dos son considerados virtuales utilizándose sólo para el ajuste inicial del sistema (luego se retiran). Uno de ellos se ubica y adosa a la piel de la zona más prominente del cóndilo lateral del fémur, mientras que el otro se posiciona y adhiere a la piel del maléolo lateral de la misma extremidad. De estos 8 marcadores, los seis restantes se ubican y adhieren a la piel del muslo y de la pierna, describiendo o formando unos triángulos a cada segmento; esto es que tres marcadores se pegarán al aspecto lateral del muslo formando un triángulo con vértice anterior y base posterior, en tanto que los otros tres marcadores se colocarán en el aspecto lateral de la pierna formando un triángulo con vértice posterior y base anterior (Figura 32). Se repite el procedimiento en la extremidad contralateral (Instituto de Biomecánica de Valencia, 2015).

Figura 32. Ubicación de los marcadores fotogramétricos para la prueba de subir y bajar escaleras. Imagen obtenida de http://www.ibv.org/productos-y-servicios/productos/aplicaciones-biomecanicas/nedrodillaibv-aplicacion-de-valoracion-funcional-de-la-rodilla-y-del-miembro-inferior

Los marcadores fotogramétricos se adosan a la piel del paciente mediante el uso de cinta adhesiva doble cara. Antes de adherir cada marcador es recomendable marcar dicho punto de la piel con un rotulador; de esta manera, en caso de desprendimiento de uno o más marcadores, existirá una referencia para adosar nuevamente dichos elementos sin que sea necesario reajustar el equipo de medida (Instituto de Biomecánica de Valencia, 2015).

Se recomienda instruir previamente al paciente sobre la realización de la prueba. Es importante utilizar siempre las mismas órdenes en cada prueba y para todos los sujetos. Este examen debe realizarse sin calzado, sin calcetines y con pantaloncillo muy corto. Antes de iniciar la prueba el paciente debe adoptar una posición inicial, parándose frente a los escalones, pero fuera de la primera plataforma, con ambas extremidades superiores cruzadas por delante de su pecho y con la mirada al frente (Instituto de Biomecánica de Valencia, 2015).

La primera parte de la prueba consiste en subir dos escalones tras dar un paso en el suelo. Cada secuencia se realiza tres veces dando el primer paso con el pie derecho y tres veces dando el primer paso con el pie izquierdo (el evaluador debe indicar con qué pie se comienza cada gesto). El paso que se da en el suelo en realidad se da sobre una plataforma dinamométrica, en tanto que el siguiente paso (con la extremidad contraria) se da sobre un primer escalón, el que se encuentra sobre una segunda plataforma de carga; es en este punto donde se inician los registros cinéticos. Se debe dar un tercer paso (con la extremidad que se dio el primer paso) para subir al último escalón (Figura 33). El paciente queda en posición bípeda, con los pies juntos y sin moverse hasta que el evaluador le indique girar; en dicho escalón no se realizan registros cinéticos y se detiene la adquisición de registros fotogramétricos. La segunda fase de la prueba se inicia con la orden del valorador para que el paciente proceda a girar y bajar los mismos dos escalones (en el escalón más alto no se realizan registros cinéticos). Cada secuencia se realiza tres veces dando el primer paso con

el pie derecho y tres veces dando el primer paso con el pie izquierdo (el evaluador debe indicar con qué pie se comienza cada gesto). El primer paso (de bajada) se da sobre el escalón más bajo, el que recordemos se encuentra sobre una plataforma de carga; el siguiente paso (con la extremidad contraria) se da sobre el suelo (plataforma dinamométrica); se debe dar un tercer paso (con la extremidad que se dio el primer paso) para salir de la plataforma (Figura 33). El paciente queda en posición bípeda, con los pies juntos y sin moverse hasta que el evaluador le indique girar o terminar; en dicha posición no se realizan registros cinéticos y se detiene la adquisición de registros fotogramétricos (Instituto de Biomecánica de Valencia, 2015).

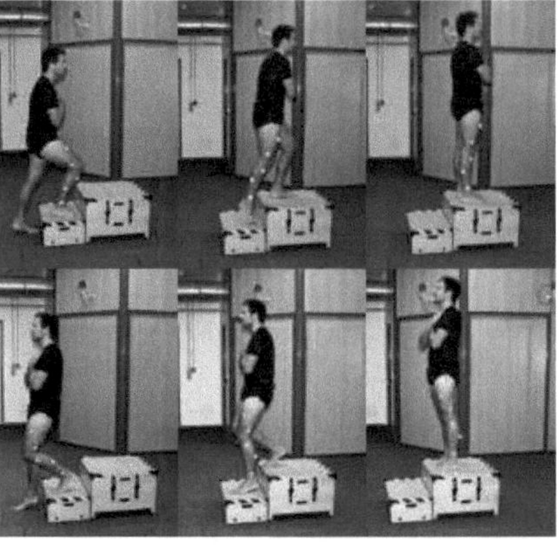

Figura 33. Prueba de subir y bajar escaleras. Imagen obtenida de Instituto de Biomecánica de Valencia (2012). Valoración Funcional. Cuadernos de Biomecánica. Valencia: IBV. Depósito Legal: V-3107-2012.

Para determinar si los resultados obtenidos son o no normales, se hace necesario compararlos con datos de normalidad, idealmente extraídos de una base de datos válida. De esa manera es posible obtener un índice o porcentaje de normalidad (promedio ponderado de la valoración de todos los parámetros analizados) que se calcula para cada extremidad inferior. Una lesión o secuela en el complejo articular de la rodilla debería resultar en unas anomalías en los patrones de fuerzas de reacción (obtenidas mediante dinamometría) y en unos patrones anormales de movimientos de la pierna y del muslo (obtenidos mediante fotogrametría 3-D). (Instituto de Biomecánica de Valencia, 2015).

Los parámetros obtenidos y analizados en esta prueba, mediante las técnicas cinéticas y cinemáticas utilizadas son:

- Velocidad del avance: velocidad del desplazamiento del paciente durante la ejecución de la prueba; expresada en metros por segundos a la menos una (m • seg $^{-1}$).

- Tiempo del ciclo: periodo de tiempo que transcurre entre dos apoyos consecutivos de la misma extremidad inferior; se expresa en segundos (seg).

- Tiempo de apoyo: periodo de tiempo que transcurre mientras se mantiene apoyado el pie que pisa el escalón; se expresa en segundos (seg).

- Fuerza vertical de apoyo: fuerza de reacción vertical que se registra en el momento del contacto de talón sobre el primer escalón. Se trata de un parámetro adimensional ya que debe estar normalizado según el peso del paciente.

- Fuerza vertical de oscilación: fuerza de reacción vertical que se registra en el momento en el que la extremidad inferior evaluada se encuentra apoyada sobre el primer escalón, y la extremidad contralateral realiza oscilación. Se trata de un parámetro adimensional ya que debe estar normalizado según el peso del paciente.

- Fuerza vertical de despegue: fuerza de reacción vertical que se registra en el momento en el que la extremidad inferior evaluada despega desde el primer escalón. Se trata de un parámetro adimensional ya que debe estar normalizado según el peso del paciente.

- Momento aproximador / separador (aductor / abductor) durante el apoyo: par de fuerzas que se registran en el plano frontal cuando la extremidad inferior evaluada entra en contacto con el primer escalón. Se trata de un parámetro adimensional ya que debe estar normalizado según el peso del paciente y la altura de sus rodillas. Valores negativos indican aproximación (aducción) y valores positivos indican separación (abducción).

- Momento aproximador / separador (aductor / abductor) durante el despegue: par de fuerzas que se registran en el plano frontal cuando la extremidad inferior evaluada despega desde el primer escalón. Se trata de un parámetro adimensional ya que debe estar normalizado según el peso del paciente y la altura de sus rodillas. Valores negativos indican aproximación (aducción) y valores positivos indican separación (abducción).

- Momento flexor / extensor durante el apoyo: par de fuerzas que se registran en el plano sagital cuando la extremidad inferior evaluada entra en contacto con el primer escalón. Se trata de un parámetro adimensional ya que debe estar normalizado según el peso del paciente y la altura de sus rodillas.

- Momento flexor / extensor durante el despegue: par de fuerzas que se registran en el plano sagital cuando la extremidad inferior evaluada despega desde el primer escalón. Se trata de un parámetro adimensional ya que debe estar normalizado según el peso del paciente y la altura de sus rodillas.

Todas estas variables deben expresarse en porcentaje de normalidad, siendo considerado como anormal unos valores inferiores al 90%. Es deseable además, contar con un índice de simetría y porcentajes de repetitividad (Instituto de Biomecánica de Valencia, 2015).

El índice de simetría (Herzog y cols., 1989) permite hacer comparaciones entre los datos obtenidos de la valoración de cada extremidad inferior. Diferencias mayores a un 10% son indicativas de asimetrías significativas entre dichos los valores. Valores positivos indican mayores valores absolutos como resultado de la evaluación de la extremidad inferior derecha; valores negativos indican mayores valores absolutos como resultado de la evaluación de la extremidad inferior izquierda.

La repetitividad evalúa cuantitativamente la similitud de una variable en distintas repeticiones de una prueba y en relación a valores normales.

Por último cabe mencionar que se trata de una prueba funcional que permite realizar un registro de la información en situación dinámica. Se trata de una prueba de relativo bajo costo en relación a otras.

Prueba funcional de estabilidad mono-podal

Esta prueba se utiliza para valorar las variaciones del centro de presiones que experimenta un paciente, sobre una plataforma dinamométrica, durante la ejecución de una actividad de mantenimiento de la estabilidad postural estática en posición mono-podal y sometido a carga axial. Se utiliza además un sistema informático para el análisis de los datos, por ejemplo la aplicación NedRodilla/IBV.

Con respecto a la evaluación funcional del complejo articular de la rodilla, la prueba de estabilidad monopodal es útil para valorar unos trastornos funcionales derivados de la sobrecarga articular, del *genu varum*, del aumento del momento adductor o aproximador de la rodilla, y de la osteoartritis fémoro-tibial (Takacs y Hunt, 2012). También sería útil para evaluar las consecuencias funcionales del daño de los fibrocartílagos intra-articulares de rodilla.

Esta valoración se realiza para ambas extremidades inferiores y en dos condiciones. La primera de ellas es la prueba de Romberg con ojos abiertos, estando el paciente en posición monopodal sobre una plataforma dinamométrica. La segunda corresponde a la prueba de Romberg con ojos abiertos, estando el paciente en posición monopodal sobre una goma-espuma de 30 mm. de espesor, y ésta a su vez sobre la plataforma dinamométrica (Instituto de Biomecánica de Valencia, 2012).

Se recomienda instruir previamente al paciente sobre la realización de la prueba. Es importante utilizar siempre las mismas órdenes en cada prueba y para todos los sujetos. Este examen debe realizarse sin calzado, sin calcetines y con pantaloncillo corto. Antes de iniciar la prueba el paciente debe adoptar una posición inicial, parándose en frente de una plataforma dinamométrica empotrada en el piso, con la mirada al frente y las extremidades superiores relajadas, pero colgando apegadas del cuerpo. De manera preliminar, y cuando el valorador lo indique, el paciente procede a ubicarse con sus dos pies sobre una goma-espuma de 90 mm de espesor, la que a su vez está sobre la plataforma de carga; se le indica al paciente que debe hacer coincidir sus pies con las huellas dibujadas en la goma-espuma y que sus talones no toquen la línea posterior de dicha goma-espuma (los pies pueden separarse para mayor comodidad sólo si las rodillas o parte de las piernas contactan entre si). Luego, el paciente debe mirar al frente y cuando se sienta centrado debe cerrar sus ojos (Instituto de Biomecánica de Valencia, 2015). La utilidad de esta prueba preliminar es determinar la existencia o no de trastornos de la estabilidad postural y del control del equilibrio de paciente. De encontrase este tipo de trastornos se deberá tener cuidado al momento de hacer las comparaciones de los resultados de este paciente con los resultados de normalidad de una base de datos.

Con respecto a la primera parte de la evaluación, y cuando el valorador lo indique, el paciente procede a ubicarse de pie sobre la plataforma de carga, con la mirada al frente y las extremidades superiores relajadas, pero colgando apegadas del cuerpo. El segundo dedo del pie de la extremidad a evaluar debe coincidir con la línea punteada que hay en el centro de la plataforma dinamométrica. Luego debe adoptar la posición monopodal estando la extremidad apoyada en total extensión, en tanto que la extremidad suspendida debe estar separada de la contralateral y con leve flexión a nivel de la rodilla de tal manera que el pie quede a la altura del tercio medio de la pierna contralateral; el paciente debe mantener los ojos abiertos y con la mirada en un punto fijo al frente; debe mantenerse callado (Figura 34; izquierda). Es en este punto donde se inician los registros cinéticos. Cada actividad se realiza tres veces con cada extremidad inferior. El evaluador debe indicar con qué extremidad se realiza cada gesto (Instituto de Biomecánica de Valencia, 2015).

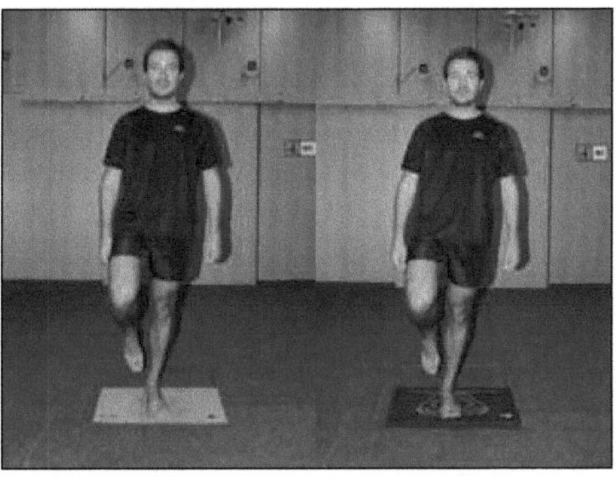

Figura 34. Prueba de estabilidad monopodal. Izquierda: prueba para extremidad inferior izquierda. Derecha: prueba para extremidad inferior izquierda sobre goma-espuma. Imagen obtenida de Instituto de Biomecánica de Valencia (2012). Valoración Funcional. Cuadernos de Biomecánica. Valencia: IBV. Depósito Legal: V-3107-2012.

Con respecto a la segunda parte de la evaluación, y cuando el valorador lo indique, el paciente procede a ubicarse de pie sobre una goma-espuma de 30 mm de espesor, la que a su vez está sobre la plataforma de carga; debe estar con la mirada al frente y las extremidades superiores relajadas, pero colgando apegadas del cuerpo. El segundo dedo del pie de la extremidad a evaluar debe coincidir con la línea punteada que hay en el centro de la goma-espuma. Luego debe adoptar la posición monopodal estando la extremidad apoyada en total extensión, en tanto que la extremidad suspendida debe estar separada de la contralateral y con leve flexión a nivel de la rodilla de tal manera que el pie quede a la altura del tercio medio de la pierna contralateral; el paciente debe mantener los ojos abiertos y con la mirada en un punto fijo al frente; debe mantenerse callado (Figura 34; derecha). Es en este punto donde se inician los registros cinéticos. Cada actividad se realiza tres veces con cada extremidad inferior. El evaluador debe indicar con qué extremidad se realiza cada gesto (Instituto de Biomecánica de Valencia, 2015).

Para determinar si los resultados obtenidos son o no normales, se hace necesario compararlos con datos de normalidad, idealmente extraídos de una base de datos válida. De esa manera es posible obtener un índice o porcentaje de normalidad (promedio ponderado de la valoración de todos los parámetros analizados) que se calcula para cada extremidad inferior. Una lesión o secuela en el complejo articular de la rodilla debería resultar en unas anomalías en los patrones de desplazamiento del centro de presiones obtenidos mediante dinamometría (Instituto de Biomecánica de Valencia, 2015).

Los parámetros obtenidos y analizados en esta prueba, mediante las técnicas cinéticas utilizadas son:

- Área de barrido: representa el área recorrida por el centro de presiones durante la ejecución de la prueba; se expresa en milímetros cuadrados (mm^2).

- Percentil 75 de la velocidad: representa el percentil 75 de la velocidad instantánea de desplazamiento del centro de presiones; se expresa en milímetros por segundo elevado a la menos una ($mm \cdot seg^{-1}$).

- Desplazamiento medio – lateral: representa el desplazamiento del centro de presiones del sujeto en el eje medio – lateral; se expresa en milímetros (mm).

- Desplazamiento ántero – posterior: representa el desplazamiento del centro de presiones del sujeto en el eje ántero – posterior; se expresa en milímetros (mm).

- Frecuencia de oscilación medio – lateral: mide la frecuencia característica de la señal del estatocinesiograma del paciente en el eje medio – lateral; se expresa en hertz o hercios (Hz).

- Frecuencia de oscilación ántero – posterior: mide la frecuencia característica de la señal del estatocinesiograma del paciente en el eje ántero – posterior; se expresa en hertz o hercios (Hz).

Todas estas variables deben expresarse en porcentaje de normalidad, siendo considerado como anormal unos valores inferiores al 90% (Figura 35).

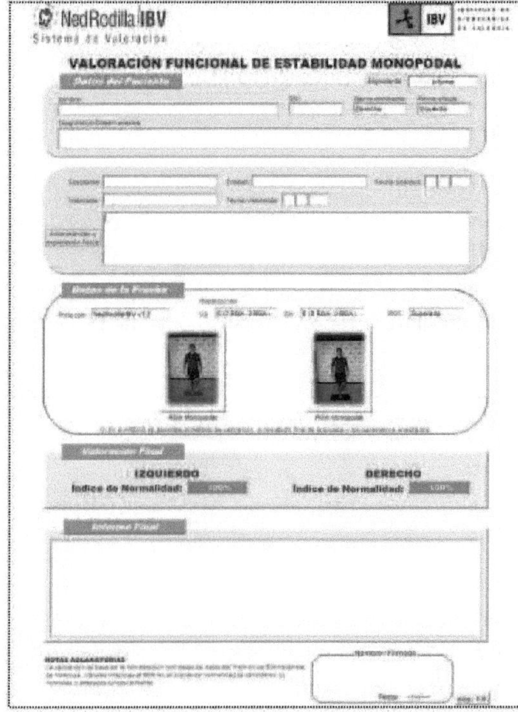

Figura 35. Hoja de resultados de la valoración funcional de estabilidad monopodal. Imagen extraída Imagen obtenida de http://www.ibv.org/productos-y-servicios/productos/aplicaciones-biomecanicas/nedrodillaibv-aplicacion-de-valoracion-funcional-de-la-rodilla-y-del-miembro-inferior.

El índice de simetría (Herzog y cols., 1989) permite hacer comparaciones entre los datos obtenidos de la valoración de cada extremidad inferior. Diferencias mayores a un 10% son indicativas de asimetrías significativas entre dichos los valores. Valores positivos indican mayores valores absolutos como resultado de la evaluación de la extremidad inferior derecha; valores negativos indican mayores valores absolutos como resultado de la evaluación de la extremidad inferior izquierda.

La repetitividad evalúa cuantitativamente la similitud de una variable en distintas repeticiones de una prueba y en relación a valores normales.

Por último cabe mencionar que se trata de una prueba funcional que permite realizar un registro de la información en situación estática. Se trata de una prueba de relativo bajo costo en relación a otras.

Prueba funcional de salto con giro

En relación a las actividades de la vida diaria, un salto con giro puede ser considerada como una actividad de avanzada altamente demandante (Cohen & Kimball, 2000).

Esta prueba se utiliza para valorar la estabilidad rotacional de la rodilla de un paciente durante la actividad del salto con giro, a partir de patrones cinéticos que se obtienen durante la ejecución del gesto motor, gracias a la utilización de una plataforma dinamométrica y un sistema informático para el análisis de los datos, por ejemplo la aplicación NedRodilla/IBV. Se trata de una prueba altamente demandante, por lo que no es apta para cualquier paciente (Instituto de Biomecánica de Valencia, 2012).

Según Martín y cols. (2010), dicha prueba solicita mecánicamente a ambos ligamentos cruzados de la rodilla. Según el mecanismo de lesión ligamentosa descrito por varios autores (Mokhtarzadeh y cols., 2015; Robinson & Vanrenterghem, 2012; Cleland & Koppenhaver, 2011), y al observar el gesto motor involucrado en dicha acción, esta prueba solicitaría mecánicamente más al ligamento cruzado anterior de rodilla.

Se recomienda instruir previamente al paciente sobre la realización de la prueba. Es importante utilizar siempre las mismas órdenes en cada prueba y para todos los sujetos. Este examen debe realizarse con calzado cómodo y con pantaloncillo corto. Antes de iniciar la prueba el paciente debe adoptar una posición inicial, parándose en frente de una plataforma dinamométrica empotrada en el piso. Cuando el valorador lo indique, el paciente procede a ubicarse de pie sobre la plataforma de carga, con la mirada al frente y las extremidades superiores relajadas, pero colgando apegadas del cuerpo. El eje ántero-posterior del pie a evaluar debería posicionarse coincidiendo con la línea punteada que hay en el centro de la plataforma dinamométrica. Luego debe adoptar la posición monopodal estando la extremidad apoyada en total extensión, en tanto que la extremidad suspendida debe estar separada de la contralateral y con leve flexión a nivel de la rodilla de tal manera que el pie quede a la altura del tercio medio de la pierna contralateral; el paciente debe mantener los ojos abiertos y con la mirada en un punto fijo al frente; debe mantenerse callado (Figura 36; izquierda). Es en este punto donde se inician los registros cinéticos. El paciente procede a descender leve y rápidamente su centro de gravedad para tomar

impulso (Figura 36; central) y luego salta bruscamente en sentido vertical y girando axialmente su cuerpo en 180° hacia el lado contrario de la extremidad inferior con el que dio el salto; por ejemplo, si se impulsa con la extremidad inferior derecha, el giro debe ser hacia la izquierda. El paciente debe caer sobre sus dos pies, pero fuera de la plataforma, quedando su pecho orientado en la dirección opuesta a la inicial.

Cada salto con giro se realiza tres veces con cada extremidad inferior. El evaluador debe indicar con qué extremidad se realiza cada gesto (Instituto de Biomecánica de Valencia, 2015).

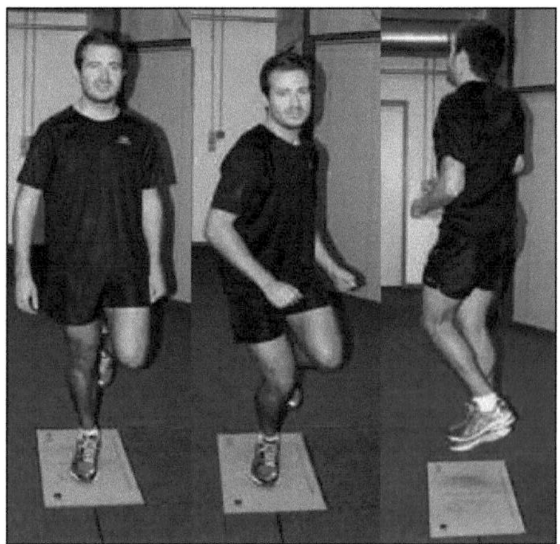

Figura 36. Prueba de salto con giro. Imagen extraída Imagen obtenida de http://www.ibv.org/productos-y servicios/productos /aplicaciones-biomecanicas/nedrodillaibv-aplicacion-de-valoracion-funcional-de-la-rodilla-y-del-miembro-inferior.

Existirán unas variaciones de la prueba según el protocolo elegido y establecido, por ejemplo, caer en una segunda plataforma de carga sobre un solo pie, sin perder la estabilidad postural.

Para determinar si los resultados obtenidos son o no normales, se hace necesario compararlos con datos de normalidad, idealmente extraídos de una base de datos válida. De esa manera es posible obtener un índice o porcentaje de normalidad (promedio ponderado de la valoración de todos los parámetros analizados) que se calcula para cada extremidad inferior. Una lesión o secuela en el complejo articular de la rodilla debería resultar en unas anomalías en los patrones de desplazamiento del centro de presiones obtenidos mediante dinamometría (Instituto de Biomecánica de Valencia, 2015).

Las variables valoradas deben expresarse en porcentaje de normalidad, siendo considerado como anormal unos valores inferiores al 90%. Es deseable además, contar con un índice de simetría y porcentajes de repetitividad (Instituto de Biomecánica de Valencia, 2015).

El índice de simetría (Herzog y cols., 1989) permite hacer comparaciones entre los datos obtenidos de la valoración de cada extremidad inferior. Diferencias mayores a un 10% son indicativas de asimetrías significativas entre dichos los valores. Valores positivos indicarían mayores valores absolutos como resultado de la evaluación de la extremidad inferior derecha; valores negativos indican mayores valores absolutos como resultado de la evaluación de la extremidad inferior izquierda.

La repetitividad evalúa cuantitativamente la similitud de una variable en distintas repeticiones de una prueba y en relación a valores normales.

Por último cabe mencionar que se trata de una prueba funcional que permite realizar un registro de la información en situación dinámica. Se trata de una prueba de relativo bajo costo en relación a otras.

Prueba funcional de levantarse desde una silla

En relación a las actividades de la vida diaria, un salto con giro puede ser considerada como una actividad funcional básica (Cohen & Kimball, 2000).

Esta prueba se utiliza para valorar la capacidad funcional del paciente durante la actividad de levantarse desde una silla, a partir de patrones cinéticos y cinemáticos que se obtienen durante la ejecución del gesto motor, gracias a la utilización de plataformas dinamométricas (generalmente dos), un sistema de fotogrametría 3-D y un sistema informático para el análisis de los datos, por ejemplo la aplicación NedLumbar/IBV; ésta evalúan unos parámetros relacionados con la función lumbar, sin embargo utiliza el gesto de levantarse desde una silla (Instituto de Biomecánica de Valencia, 2012).

Con respecto al complejo articular de rodilla, esta prueba solicita mecánicamente al aparato extensor de la rodilla, esto es al tendón cuadricipital, la patela y al ligamento patelar o rotuliano. Un síndrome de dolor o disfunción fémoro-patelar podría quedar en evidencia durante la realización de esta prueba (Anan y cols., 2012; Cleland & Koppenhaver, 2011; Martín y cols., 2010).

Con tal de obtener resultados respecto de patrones de movimiento de la pierna y del muslo, durante la realización de la prueba desde una silla, se deben instrumentar al paciente con un juego de marcadores fotogramétricos pasivos con forma esférica, según el protocolo NedLumbar/IBV. El número de marcadores utilizado es variable, dependiendo el modelo cinemático, por ejemplo el usado en el protocolo NedRodilla/IBV (ver apartado 6.4.2.).

Los marcadores fotogramétricos se adosan a la piel del paciente mediante el uso de cinta adhesiva doble cara. Antes de adherir cada marcador es recomendable marcar dicho punto de la piel con un rotulador; de esta manera, en caso de desprendimiento de uno o más marcadores, existirá una referencia para adosar nuevamente dichos elementos sin que sea necesario reajustar el equipo de medida.

Se recomienda instruir previamente al paciente sobre la realización de la prueba. Es importante utilizar siempre las mismas órdenes en cada prueba y para todos los sujetos. Este examen debe realizarse con calzado cómodo y con pantaloncillo muy corto. Antes de iniciar la prueba el paciente debe adoptar una posición inicial, sentándose en una silla sin apoya-antebrazos, y con cada pie sobre una plataforma de carga (ambas empotradas en el suelo), con ambas extremidades superiores cruzadas por delante de su pecho y con la mirada al frente (Figura 37; izquierda). El eje ántero-posterior de cada pie debe posicionarse coincidiendo con la línea punteada que hay en el centro de cada plataforma dinamométrica.

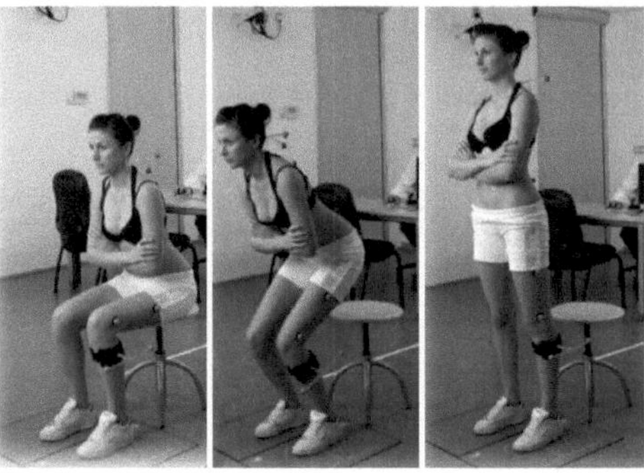

Es en este punto donde se inician los registros cinéticos. Cuando el valorador lo indique, el paciente procede a ponerse de pie sobre ambas plataforma, con la mirada al frente y las extremidades superiores sin cambiar de posición. El paciente debe mantener los ojos abiertos y con la mirada en un punto fijo al frente; debe mantenerse callado. El paciente queda en dicha posición, sin moverse hasta que el evaluador le indique (Figura 37; izquierda). La prueba se realiza cinco veces. (Instituto de Biomecánica de Valencia, 2015).

Figura 37. Prueba de levantarse desde una silla. Imagen extraída de http://www.peritajemedicoforense.com/Biomecanica%20con%20 trampa,%2019.06.14.pdf

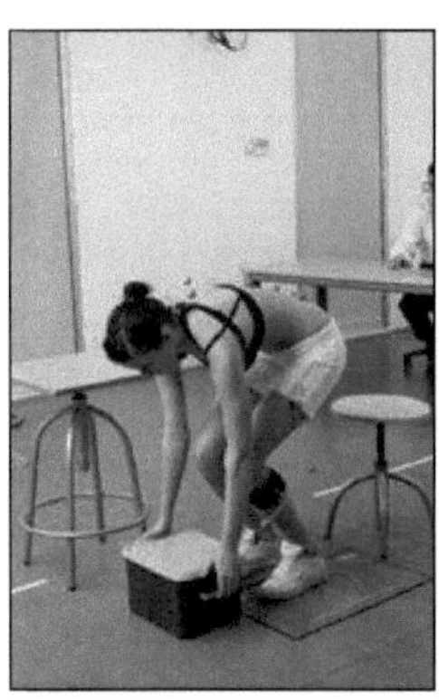

El protocolo tiene una segunda parte. Cuando el valorador lo indique, el paciente procede a ponerse de pie sobre ambas plataforma, para dirigirse a recoger un objeto que está en el suelo, enfrente del él pero. El paciente flexiona el tronco y las extremidades inferiores a nivel de las rodillas, coge el objeto y lo deja en una mesa auxiliar que está a su lado derecho (Figura 38). La prueba se realiza cinco veces. (Instituto de Biomecánica de Valencia, 2015).

Con respecto al complejo articular de rodilla, esta prueba sería similar a la de sentadilla bipodal (prueba de cuclillas o *squat test*), pero mucho menos iatrogénica, ya que la sentadilla efectuada en el protocolo NedLumbar/IBV es parcial. Por dicha razón la prueba *squat test* no será revisada en este trabajo.

Figura 38. Prueba de levantar una carga desde el suelo. Imagen extraída de http://www.peritajemedicoforense.com/Biomecanica%20con%20trampa,%2019.0 6.14.pdf

Los parámetros obtenidos y analizados en esta prueba, que podrían ser útiles para evaluar la función de la rodilla, son:

- Tiempo total: Es el tiempo que tarda en completar el gesto; se expresa en segundos (seg).

- Fuerza vertical máxima: corresponde al valor máximo del componente vertical de las fuerzas de reacción. Este parámetro es adimensional ya que está normalizado por el peso del sujeto.

- Fuerza vertical mínima: corresponde al valor mínimo del componente vertical de las fuerzas de reacción. Este parámetro es adimensional, ya que está normalizado por el peso del sujeto.

- Asimetría de fuerzas: es la diferencia entre las fuerza verticales máximas registradas en las dos plataformas dinamométricas, normalizadas por el peso del paciente. Se expresa en porcentaje.

- Mayor apoyo: indica qué miembro ha registrado el mayor valor en la componente vertical de las fuerzas de reacción.

- Repetibilidad: es la similitud entre diferentes repeticiones realizadas de un mismo gesto calculada a partir de las curvas de velocidad angular de tronco (según el protocolo). En este punto sería deseable que la repetibilidad sea calculada a partir de las curvas de velocidad angular del muslo y de la pierna.

- Fase de inclinación: es el porcentaje del tiempo total que el paciente necesita para conseguir el momento de fuerza suficiente para levantarse de la silla. Se calcula para la prueba de silla. Se expresa en porcentaje de tiempo total.

- Fase de descarga: es el porcentaje del tiempo total que el paciente utiliza para desplazar la carga del peso corporal de la silla en la que está sentado a los pies, como nueva base de sustentación. Se expresa en porcentaje de tiempo total.

- Fase de levantamiento: es el porcentaje del tiempo total dedicado a la extensión completa del cuerpo para el levantamiento. Se expresa en porcentaje de tiempo total.

- Variabilidad: corresponde a la suavidad del movimiento calculada a partir las curvas de aceleración angular de tronco. En este punto sería deseable que la variabilidad fuera calculada a partir de las curvas de aceleración angular del muslo y de la pierna.

Las variables valoradas deben expresarse en porcentaje de normalidad, siendo considerado como anormal unos valores inferiores al 90%. Es deseable además, contar con un índice de simetría y porcentajes de repetitividad (Instituto de Biomecánica de Valencia, 2015).

Para determinar si los resultados obtenidos son o no normales, se hace necesario compararlos con datos de normalidad, idealmente extraídos de una base de datos válida. De esa manera es posible obtener un índice o porcentaje de normalidad (promedio ponderado de la valoración de todos los parámetros analizados) que se calcula para cada extremidad inferior.

Side cutting test

Esta prueba se aplica normalmente para la evaluación de la cinética y la cinemática del complejo articular de rodilla en el contexto del riesgo de daño del ligamento cruzado anterior (Robinson & Vanrenterghem, 2012). Los datos cinéticos se obtienen mediante el uso de plataformas dinamométricas, en tanto que los datos cinemáticos se obtienen mediante el uso de modelos biomecánicos creados con fotogrametría 3D (marcadores reflectantes, cámaras optoelectrónicas, ordenador, *software*). Al respecto, es posible utilizar modelos biomecánicos de rodilla de 6 grados de libertad (Park y cols., 2009; Sanna & O'Connor, 2008; Pollard y cols., 2004; Malinzak y cols., 2001); sin embargo, resulta fundamental definir para cada rodilla de cada sujeto evaluado, un eje de flexo-extensión de la rodilla, también mediante modelos biomecánicos, entre los que se cuentan los propuestos por Schwartz & Rozumalski (2005), por Besier y cols. (2003) y el recomendado por la Sociedad Internacional de Biomecánica (Wu y cols., 2002).

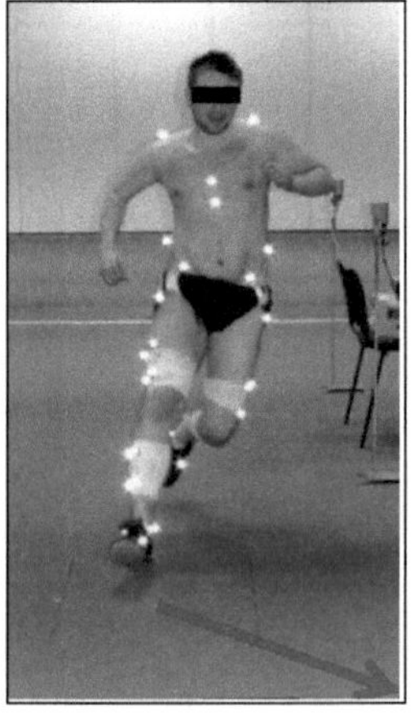

Esta prueba consiste en que el sujeto realiza una carrera en sentido anterior, a una velocidad aproximada de 4,5 – 5,0 m/seg., y en el momento en que uno de sus pies impacta sobre una plataforma dinamométrica debe realizar de manera rápida y brusca un rechazo o "corte" en sentido antero-lateral, desviándose aproximadamente 45° hacia lateral con respecto a su trayectoria inicial, siendo la desviación en el sentido opuesto al pie con el que rechaza (Robinson & Vanrenterghem, 2012). Una variación de esta prueba es aquella en la que luego de un salto, el sujeto debe caer con uno de sus pies sobre una plataforma dinamométrica, realizando de manera rápida y brusca un rechazo o "corte" en sentido antero-lateral, desviándose 45° hacia lateral en el sentido opuesto al pie con el que aterriza (McLean y cols., 2010).

Figura 39. Prueba de *side cutting*. En la fotografía se aprecia un sujeto en el que se ha colocado un *set* de marcadores reflectantes según el modelo biomecánico de la *Liverpool John Moores University*. La flecha de color rojo esquematiza el sentido del rechazo o impacto con el pie derecho sobre una plataforma dinamométrica. Extraído de Robinson & Vanrenterghem (2012).

El *side cutting test* posee las ventajas de ser una prueba que permite registrar datos en condición dinámica, relativo bajo costo en comparación con otras técnicas de valoración biomecánica clínica.

Aunque no se valora directamente el comportamiento de las cargas intra-articulares en la rodilla, es posible calcular las fuerzas y momentos articulares mediante el uso de técnicas de dinámica inversa (Robinson & Vanrenterghem, 2012).

Si bien no existe un patrón de referencia para definir ejes de flexo-extensión de la rodilla mediante modelos biomecánicos de rodilla de 6 grados de libertad, elegir un método u otro no afectará la interpretación ni la fiabilidad de los resultados de carga articular obtenidos mediante esta prueba, y dependerá de cada investigador en función de aspectos como el tipo de movimiento investigado, la población evaluada y la disponibilidad de aplicaciones computacionales dependerá de cada investigador en función de aspectos como el tipo de movimiento investigado, la población evaluada y la disponibilidad de aplicaciones computacionales. Por otra parte, la utilización de marcadores sobre la piel de los sujetos evaluados puede provocar compensaciones o menor fluidez en los movimientos durante la realización de la prueba (Robinson & Vanrenterghem, 2012).

PRUEBAS DE VALORACIÓN BIOMECÁNICA SEGÚN ACUERDO AMAT

El 14 de diciembre del año 2007, se firmó un convenio marco entre el Instituto Nacional de la Seguridad Social (INSS) y la Asociación de Mutuas de Accidentes de Trabajo y Enfermedades Profesionales de la Seguridad Social (AMAT), para la emisión de informes y práctica de pruebas médicas y exploraciones complementarias para la valoración, revisión y calificación de la incapacidad laboral. Se trata de un listado cerrado de pruebas complementarias del que deben disponer los médicos valoradores (Peydro de Moya, M. F., 2015).

Con respecto a la valoración biomecánica del complejo articular de rodilla, este listado contempla las siguientes pruebas:

- **Balance articular de la rodilla por técnica biomecánica**. Corresponde a la valoración clínica del balance articular de la rodilla mediante técnica biomecánica se puede realizar mediante electrogoniometría y fotogrametría (Peydro de Moya, M. F., 2015).

- **Balance muscular de la rodilla por técnica biomecánica**. Corresponde a la valoración clínica del balance muscular de la rodilla mediante técnica biomecánica se puede realizar mediante la dinamometría y la dinamometría isocinética (Peydro de Moya, M. F., 2015).

CONCLUSIONES

En la literatura científica de los años más recientes existe evidencia de que el complejo articular de la rodilla es unos de los mecanismos osteo-articulares más complejos del cuerpo humano. Esta articulación soporta altas magnitudes y diferentes tipos de carga o de esfuerzo, de manera estable y durante un gran número de gestos motores en la vida diaria. Las estructuras que permiten mantener dichas capacidades biomecánicas pueden sufrir daño por sobre-esfuerzo crónico o por lesión traumática. Las estructuras anatómico-funcionales más susceptibles de lesión son sus ligamentos, entre estos el ligamento cruzado anterior y los ligamentos colaterales de la rodilla, los fibrocartílagos intra-articulares y el cartílago articular.

La evaluación médica de pacientes con lesiones de rodilla implica necesariamente realizar con detalle una anamnesis, una historia clínica y un examen físico.

Con respecto a los cuestionarios clínicos más conocidos y utilizados que se describen en la literatura, el *International Knee Documentation Committee (IKDC) Subjective Knee Evaluation Form*, el que se utiliza para evaluar la mejoría o el deterioro del cuadro clínico de un paciente relativo a una disfunción en la articulación de la rodilla producida por lesiones ligamentosas, meniscales, cartilaginosas o simplemente por dolor patelo-femoral, parece ser la herramienta más robusta debido a su validez de constructo, sus sensibilidad a los cambios, la inexistencia de "efecto techo", su fiabilidad interna y fiabilidad test-retest tanto grupal como individual.

Entre las pruebas ortopédicas para la examinación clínica, existen un patrón de referencia para el diagnóstico clínico de lesión del ligamento cruzado anterior, como es la prueba de Lachman. Entre las pruebas imagenológicas más claras para la confirmación diagnóstica de lesiones de tejidos blandos, está la resonancia magnética nuclear.

Las técnicas instrumentales de valoración biomecánica, combinadas con la realización de unas pruebas de valoración funcional, se han convertido en herramientas de indiscutible valor clínico. Por ejemplo, sirven para caracterizar trastornos músculo-esqueléticos de rodilla desde le punto de vista biomecánico, para seguir la evolución de una persona en tratamiento por una patología de la rodilla, hasta su recuperación o estabilización funcional, y otras utilidades propias de la medicina del trabajo. Al respecto, las pruebas funcionales más conocidas y utilizadas clínicamente para valorar trastornos de rodilla son la de subir y bajar escaleras, la de estabilidad monopodal, y la de salto con giro. Existen otras pruebas funcionales utilizadas con otros fines, como la de levantarse desde una silla. Esta prueba se utiliza para evaluar la función del raquis lumbar; con unos debidos ajustes en la instrumentación cinemática y en la aplicación de adquisición de datos, podría utilizarse para el estudio de los aspectos cinéticos y cinemáticos de la función de rodilla. Durante el gesto motor de ponerse de pie desde una silla, existe una transferencia importante transferencia de carga a través de las extremidades inferiores. Asimismo, el levantar un objeto desde el suelo, además de la necesidad de inclinar el tronco, requiere de unos patrones de movimiento relativamente exigentes para el complejo articular de rodilla.

La prueba de sentadilla bipodal es tremendamente estresante para personas con daño ligamentoso, osteoartritis retropatelar y disfunción fémoro-patelar, por lo que no sería recomendable.

En la literatura de los últimos cinco años, se describe con una frecuencia relativamente creciente la utilización del *side cutting test*, la que se reconoce como muy útil para valorar la funcionalidad de rodilla con respecto a una lesión del ligamento cruzado anterior. También es muy útil para evaluar el riesgo de lesión del ligamento cruzado anterior en deportistas. Esta prueba parece implicar una complicada instrumentación biomecánica, sin embargo es posible reestructurar y simplificar la técnica de valoración, con un menor número de marcadores, o bien con marcadores fiduciarios. Ora posibilidad de mejora para esta prueba sería el desarrollo de un método de cálculo para la determinación de un eje dinámico de la rodilla, dependiente de la localización instantánea de los huesos fémur y tibia, que provea de resultados biomecánicos más exactos.

Las técnicas descritas muestran ser fiables y válidas, sin embargo se considerará más potente una técnica cuanto más estrategias para el diagnóstico de la simulación permita aplicar y, en concreto, si proporciona comparaciones con bases de datos de normalidad, patología y simulación, además de unos índices de colaboración basados en parámetros fisiológicos.

BIBLIOGRAFÍA

Anan, M., Ibara, T., Kito, M., Shinkoda, K. (2012). The Clarification of the Strategy during Sit-to-Stand Motion from the Standpoint of Mechanical Energy Transfer. *J Phys Ther Sci*; 24: 231–236.

Anillo, R., Villanueva, E., Roche, I., León, D. (2008). Valor de la ecografía en la exploración de la rodilla de deportistas cubanos de alto rendimiento. *Rev Cubana Ortop Traumatol*; 22 (2): 1-12.

Bellamy, N. (1995). WOMAC Osteoarthritis Index user guide. London (Ontario, Canada): University of Western Ontario.

Bellamy, N. (2002). WOMAC Osteoarthritis Index user guide. Version V. Brisbane (Australia): CONROD, The University of Queensland.

Benjaminse, A., Gokeler, A., Van der Schans, C. (2006). Clinical diagnosis of an anterior cruciate ligament rupture: a met aanalysis. *J Or thop Spor ts Phys Ther*; 36: 267-288.

Besier, T., Sturnieks, D., Alderson, J., Lloyd, D. (2003). Repeatability of gait data using a functional hip joint centre and a mean helical knee axis. *Journal of Biomechanics* 36 (8): 1159–1168.

Cooperman, J., Riddle, D., Rothstein, J. (1990). Reliability and validity of judgments of the integrity of the anterior cruciate ligament of the knee using the Lachman's test. *Phys Ther*; 70: 225–233.

Chaler, J. (2015). *La relación entre biomecánica, rehabilitación y valoración del daño*, [en línea]. Valencia: Universidad Politécnica de Valencia. Disponible en: http://campus.ibv.org/mod/resource/view.php?id=36893 [Consulta: 2015, 27 de septiembre].

Chaler, J., Pujol, E., Unyó, C., Quintana, S., Müller, B., Garreta, R., Javierre, C., Dvir, Z. (2013). Maximality of shoulder external rotation effort in patients presenting with work related injury: The clinical applicability of the DEC parameter. *Journal of Electromyography and Kinesiology*; 23: 865-871.

Chaler, J., Torra, M., Dolz, J. L., Müller, B., Garreta, R. (2010). Painful lateral knee condyle bone marrow edema after treatment with lateral wedged insole. *Am J Phys Med Rehabil*; 89 (5): 429-33.

Chaler, J. (2007). Identification of feigned maximal shoulder external rotation effort. *Clinical Rehabilitation*; 21: 241-247.

Cimino, F., Volk, B., Setter, D. (2010). Anterior Cruciate Ligament Injury: Diagnosis, management, and prevention. *Am Fam Physician*; 82 (8): 917-922.

Cleland, J. & Koppenhaver, S. (2011). Netter's orthopaedic clinical examination: an evidence-based approach. 2nd ed. Philadelphia, Pennsylvania: Saunders-Elsevier.

Cohen, H. & Kimball, K. (2000). Development of the vestibular disorders activities of daily living scale. *Arch Otolaryngol Head Neck Surg*; 126: 881-887

Collins, N., Misra, D., Felson, D., Crossley, K., Roos, E. (2011). Measures of Knee Function. *Arthritis Care & Research*; 63 (S11): S208–S228.

Crawford, R. (2007). Magnetic resonance imaging versus arthroscopy in the diagnosis of knee pathology, concentrating on meniscal lesions and ACL tears: a systematic review. *Br Med Bull*. 84: 5-23.

Dawson, J., Fitzpatrick, R., Murray, D., Carr, A. (1998). Questionnaire on the perceptions of patients about total knee replacement. *J Bone Joint Surg Br*; 80: 63–69.

Dvir, Z. (2002). Clinical aplication of the DEC variables in assessing maximality of muscular effort. Report of 34 patients. *Am J Phys Med Rehabil*; 81 (12): 921-8.

Dvir, Z., David, G (1996). Suboptimal muscle performance: measuring isokinetic strength of knee extensors with a new testing protocol. *Arch Phys Med Rehabil*; 77: 578-81.

Garrido Jaén, D (2015). *La valoración biomecánica: una nueva especialidad clínica*, [en línea]. Valencia: Universidad Politécnica de Valencia. Disponible en: http://campus.ibv.org/course/view.php?id=490 [Consulta: 2015, 17 de septiembre].

Gisbert Grifo, M (2015). *Aplicación de las pruebas biomecánicas en el diagnóstico de la simulación. Buenas prácticas*, [en línea]. Valencia: Universidad Politécnica de Valencia. Disponible en: http://campus.ibv.org/mod/resource/view.php?id=37916 [Consulta: 2015, 14 de octubre].

Helms, C. (2010). Radiología del esqueleto. 1ª Edición. Madrid: Marbán.

Herzog, W., Nigg, B., Read, L., Olsson, E. (1989). Asymmetries in ground reaction force patterns in normal human gait. *Med Sci Sports Exerc*; 21 (1): 110 -114

Impellizzeri, F., Mannion, A., Leunig, M., Bizzini, M., Naal, F. (2010). Comparison of the reliability, responsiveness, and construct validity of 4 different questionnaires for evaluating outcomes after total knee arthroplasty. *J Arthroplasty*. E-pub ahead of print.

Instituto de Biomecánica de Valencia (2012). Valoración Funcional. Cuadernos de Biomecánica. Valencia: Instituto de Biomecánica de Valencia. Depósito Legal: V-3107-2012.

Instituto de Biomecánica de Valencia (2015). NedRodilla/IBV. Información técnica, [en línea]. Valencia: Instituto de Biomecánica de Valencia. Disponible en: http://www.ibv.org/productos-y-servicios/productos/aplicaciones-biomecanicas/nedrodillaibv-aplicacion-de-valoracion-funcional-de-la-rodilla-y-del-miembro-inferior. [Consulta: 2015, 23 de julio].

Irrgang, J., Anderson, A., Boland, A., Harner, C., Kurosaka, M., Neyret, P., et al (2001). Development and validation of the International Knee Documentation Committee subjective knee form. *Am J Sports Med*; 29: 600–613.

Karachalios, T., Hantes, M., Zibis, A. (2005). Diagnostic accuracy of a new clinical test (the Thessaly test) for early detection of meniscal tears. *J Bone Joint Surg Am*; 87: 955–962.
Kessler, M., Glaser, C., Tittel, S. (2006). Volume changes in the menisci and articular cartilage of runners: an in vivo investigation based on 3-D magnetic resonance imaging. *Am J Sports Med*; 34: 832-836.

Kim, S., Spritzer, C., Utturkar, G., Toth, A., Garrett, W., DeFrate, L. (2015). Knee kinematics during noncontact anterior cruciate ligament injury as determined from bone bruise location. *Am J Sports Med*; 20 (10): 1-7.

Lee, S., Aadalen, K., Malaviya, P. (2006). Tibiofemoral contact mechanics after serial medial meniscectomies in the human cadaveric knee. *Am J Sports Med*, 34: 1334-1344.

Lysholm, J. & Gillquist, J. (1982). Evaluation of knee ligament surgery results with special emphasis on use of a scoring scale. *Am J Sports Med*; 10: 150 – 154.

McDermott, I. & Amis, A. (2006). The consequences of meniscectomy. *J Bone Joint Surg Br;* 88: 1549-1556

Malinzak, R., Colby, S., Kirkendall, D., Yu, B., Garrett, W. (2001). A comparison of knee joint motion patterns between men and women in selected athletic tasks. *Clinical Biomechanics* 16 (5): 438–445.

Martín, R., Postigo, S., Ezquerro, F., Pérez de la Blanca, A., Prado, M. (2010). Análisis cinemático y cinético de la articulación de la rodilla en maniobras de alta demanda: bajada escalones, quiebro y vuelta. *XVIII Congreso Nacional de Ingeniería Mecánica*. Asociación Española de Ingeniería Mecánica. España.

Marx, R. (2003). Knee rating scales. *Arthroscopy*; 19: 1103–1108.

Marx, R., Jones, E., Allen, A., Altchek, D., O'Brien, S., Rodeo, S., et al (2001). Reliability, validity, and responsiveness of four knee outcome scales for athletic patients. *J Bone Joint Surg Am*; 83-A: 1459 – 1469.

Marx, R., Stump, T., Jones, E., Wickiewicz, T., Warren R. (2001). Development and evaluation of an activity rating scale for disorders of the knee. *Am J Sports Med*; 29: 213–218.

McLean, S., Lucey, S., Rohrer, S., Brandon, C. (2010). Knee joint anatomy predicts high-risk in vivo dynamic landing knee biomechanics. *Clinical Biomechanics*; 25: 781–788.

Mokhtarzadeh, H., Ng, A., Yeow, C., Oetomo, D., Malekipour, F., Vee Sin Lee, P. (2015). Restrained tibial rotation may prevent ACL injury during landing at different flexion angles. *The Knee*, 22: 24-29.

Netter, F. (2011). Atlas de anatomía humana. 5ª Edición. Barcelona: Elsevier – Masson.

Neumann, D. (2010). Chapter 13. Knee. En: Neumann, D. Kinesiology of the musculoskeletal system: Foundations for Rehabilitation. pp.: 520 – 572. 2nd ed. USA: Mosby-Elsevier.

Panjabi, M. (2003). Clinical spinal instability and low back pain. *J Electromyogr and Kinesiology*; 13: 371–379.

Park, S-K., Stefanyshyn, D., Ramage, B., Hart, D., Ronsky, J. (2009). Alterations in knee joint laxity during the menstrual cycle in healthy women leads to increases in joint loads during selected athletic movements. *The American Journal of Sports Medicine*, 37 (6): 1169–1177.

Perruccio, A., Stefan Lohmander, L., Canizares, M., Tennant, A., Hawker, G., Conaghan, P., et al (2008). The development of a short measure of physical function for knee OA KOOS-Physical Function Shortform (KOOS-PS): an OARSI/OMERACT initiative. *Osteoarthritis Cartilage*;16: 542–550.

Peydro de Moya, M. F. (2015). *Valoración biomecánica de las incapacidades*, [en línea]. Valencia: Universidad Politécnica de Valencia. Disponible en: http://campus.ibv.org/mod/resource/view.php?id=34446 [Consulta: 2015, 13 de septiembre].

Peydro de Moya, M. F. (2015). *Valoración biomecánica en el lesionado*, [en línea]. Valencia: Universidad Politécnica de Valencia. Disponible en: http://campus.ibv.org/mod/resource/view.php?id=34366 [Consulta: 2015, 15 de septiembre].

Peydro de Moya, M. F. (2015). *Valoración biomecánica en la gestión de la incapacidad temporal,* [en línea]. Valencia: Universidad Politécnica de Valencia. Disponible en: http://campus.ibv.org/mod/resource/view.php?id=34452 [Consulta: 2015, 20 de septiembre].

Piva, S., Gil, A., Moore, C., Fitzgerald, G. (2009). Responsiveness of the activities of daily living scale of the knee outcome survey and numeric pain rating scale in patients with patellofemoral pain. *J Rehabil Med*; 41: 129–135.

Pollard, C., Davis, I., Hamill, J. (2004). Influence of gender on hip and knee mechanics during a randomly cued cutting maneuver. *Clinical Biomechanics* 19 (10): 1022–1031.

Pohl, M., Lloyd, C., Ferber, R. (2010). Can the reliability of three-dimensional running kinematics be improved using functional joint methodology? *Gait and Posture* 32 (4): 559–563.

Robinson, M., Vanrenterghem, J. (2012). An evaluation of anatomical and functional knee axis definition in the context of side-cutting. *Journal of Biomechanics*, 45: 1941–1946.

Roos, E., Roos, H., Lohmander, L., Ekdahl, C., Beynnon, B. (1998). Knee injury and Osteoarthritis Outcome Score (KOOS): development of a self-administered outcome measure. *J Orthop Sports Phys Ther*; 28: 88–96.

Rouvière, H. & Delmas, A. (2005). Anatomía Humana. Descriptiva, topográfica y funcional. Tomo 3: Miembros. 11ª Edición. Barcelona: Masson.

Sanna, G. & O'Connor, K. (2008). Fatigue-related changes in stance leg mechanics during sidestep cutting maneuvers. *Clinical Biomechanics* 23 (7): 946–954.

Schuenke, M., Schulte, E., Schumacher, U., Rude, J., Voll, M., Wesker, K. (2010). The Lower Limb. En: Thieme, G. Atlas of Anatomy. General Anatomy and Musculoskeletal System. pp.: 360 – 509. 2nd ed. Stuttgart – New York: Thieme.

Schwartz, M., Rozumalski, A. (2005). A new method for estimating joint parameters from motion data. *Journal of Biomechanics* 38 (1): 107–116.

Solomonow, M. (2006). Sensory – Motor control of ligaments and associated neuromuscular disorders. *J Electromyogr and Kinesiology*; 16 (6): 549-567.

Solomonow, M., Baratta, R., Zhou, B,, Burger, E., Zieske, A., Gedalia A. (2003). Muscular dysfunction elicited by creep of lumbar viscoelastic tissues, *J Electromyogr Kinesiol*; 13 (4): 381-396.

Stecco, C., Macchi, V., Porzionato, A., Morra, A., Parenti, A., Stecco, A., Delmas, V., De Caro, R. (2010). The Ankle Retinacula: Morphological Evidence of the Proprioceptive Role of the Fascial System. *Cells Tissues Organs*; 192: 200–210.

Takacs, J. & Hunt, M. (2012). The effect of contralateral pelvic drop and trunk lean on frontal plane knee biomechanics during single limb standing. *Journal of Biomechanics*; 45: 2791–2796.

Tegner, Y. & Lysholm, J. (1985). Rating systems in the evaluation of knee ligament injuries. *Clin Orthop Relat Res*; 198: 43–49.

Wu, G., Siegler, S., Allard, P., Kirtley, C., Leardini, A., Rosenbaum, D., Whittle, M., D'Lima, D., Cristofolini, L., Witte, H., Schmid, O., Stokes, I. (2002). ISB recommendation on definitions of joint coordinate system of various joints for the reporting of human joint motion-part I: ankle, hip, and spine. *Journal of Biomechanics*, 35: 543–548.

Zhao, D., Banks, S., Mitchell, K. (2007). Correlation between the knee adduction torque and medial contact force for a variety of gait patterns. *J Orthop Res*; 25: 789-797.

CONTENIDO